U0382214

人生旅途，难免坎坷。
偶患心病，当求医生。
阅读此书，除烦祛病。
节时省钱，惠及大众。

Morita Therapy
A Cure for Mental Disorders

森田疗法
医治心理障碍的良方

贾蕙萱　著

中国社会科学出版社

图书在版编目（CIP）数据

森田疗法：医治心理障碍的良方／贾蕙萱著．—修订本．—北京：
中国社会科学出版社，2010.2（2023.1 重印）
ISBN 978-7-5203-2709-1

Ⅰ.①森…　Ⅱ.①贾…　Ⅲ.①精神障碍—精神疗法　Ⅳ.①R749.055

中国版本图书馆 CIP 数据核字（2018）第 130463 号

出 版 人	赵剑英
责任编辑	田　文
特约编辑	胡国秀
责任校对	蒋海军
责任印制	郝美娜

出　　版	中国社会科学出版社
社　　址	北京鼓楼西大街甲 158 号
邮　　编	100720
网　　址	http：//www.csspw.cn
发 行 部	010-84083685
门 市 部	010-84029450
经　　销	新华书店及其他书店

印刷装订	北京君升印刷有限公司
版　　次	2010 年 2 月第 1 版　2018 年 10 月第 2 版
印　　次	2023 年 1 月第 6 次印刷

开　　本	710×1000　1/16
印　　张	14.25
插　　页	2
字　　数	197 千字
定　　价	69.00 元

凡购买中国社会科学出版社图书，如有质量问题请与本社营销中心联系调换
电话：010-84083683

再版前言

森田疗法与中国之间的交流起始于 1990 年 4 月。是年，日本森田疗法代表团访华，以此为契机，将森田疗法传入到了中国。最初森田疗法先是在天津、北京、西安、山东、河北以及江苏等地落户。截至 1996 年 6 月，中国已有 30 个以上的省、市接受了这一疗法，另外有 62 所医疗机构开始实施森田疗法。这就是森田疗法与中国结缘的一段历史。

森田疗法之所以在中国如此广泛地得到普及，是因为其理论与实践方法都能让医生和患者很好地理解。若问为什么？因为森田疗法的思想基础是"顺应自然"、"服从自然"，人们都认为，森田疗法与中国的老庄思想近似。

森田疗法是以东方文化为基点的心理疗法，在日本有吸纳中国历史和文化的传统，正因为如此，中日才有相同的思维方式和思想基础，这也许与两国同在自然中培育出来的文化背景有关。中国是个珍视传统的国度，森田疗法的最基本的思维方式和思想基础，与中国古代的老子、庄子的哲学思想有很多共通的地方，我想这便是中国人易于接受森田疗法的主要原因。

《森田疗法：医治心理障碍的良方》这一著作，将森田疗法的基本思维方式和思想基础以及病例等，均很好地呈现出来，这对中国人，特别是对从事医疗福利工作的相关专家学者，都是颇有参考价值的，可以说，这是一部颇为宝贵的心理医疗著作。同时，该著作还介绍了我们财团的情况，这有利于提升我们财团在中国的知名度和认知度，在此不胜感谢并感到由衷的高兴。

我们对该书再版的发行，表示衷心祝贺！贾蕙萱先生以及康成俊先生在森田疗法于中国进行交流和普及的过程中，一直竭尽全力，对此我表示由衷的谢意！

最后，请允许我送去发自内心的祝愿，期望你们今后更加活跃、更加健康与幸福！

冈本信夫

公益财团法人

精神卫生冈本纪念财团理事长

2018 年 4 月吉日

再 版 序

　　《森田疗法：医治心理障碍的良方》一书，2010 年由中国社会科学出版社首版，现由北京大学资深知日派学者贾蕙萱教授修订后，预定于 2018 年底再版发行。这是值得庆贺之事。

　　森田疗法是日本医学博士森田正马先生于 1919 年前后创立的。他以东方哲学为理论，以其自身心理疾患为灵感，总结临床经验，潜心研究而形成了这一独具特色的心理疗法。神经症是其治疗的适应症，后扩大到医治多种心理障碍，如抑郁、失眠、疾病恐怖、对人恐怖，等等。

　　森田疗法的特点是不用药物、不问症状，引导患者"顺应自然"、"为所当为"，在从事应该做的工作中排解心理障碍。森田疗法是既能医治、也能预防的心理疗法。它简便易行，医生和患者都易于掌握，节时省钱，惠及大众。鉴此，该疗法业已得到国际医学界的好评，西方人赞誉其创始人是东方的"弗洛伊德"。

　　《森田疗法》一书用简洁流畅、浅显易懂的语言书写了森田疗法的历史、常见症状、医治原理、操作方法、患者性格与诊断标准以及在日本国内外推广使用的成效。该书用中日两国的典型病例佐证其疗效。日本优秀企业家冈本常男是其疗法的受益者，也是治愈的典型病例之一。他罹患消化系统神经症，苦不堪言，在使用森田疗法得以康复后，决计急流勇退，坚辞公司重要领导职务，成立精神卫生冈本纪念财团，将一生的积蓄都用于推介森田疗法事业上，在中日两国卓有成效，拯救了众多罹患心理疾病的患者。

据世界卫生组织调查，全球人口约有千分之八的人罹患失眠、抑郁症、焦虑症、强迫症等心理方面的疾病，而且每天因为心理疾患而自杀者，已经超过因车祸而死亡的人数，所以心理疾患被医学界称为21世纪的生命杀手。其实，自杀是心理障碍引发的一种疾病，既然是一种疾病，就可治、可防。然而，许多人把消极情绪闷在心里，整日琢磨如何去死，不知找医生医治，甚至有的知晓有疾也不求医，而选择默默寻死，结果引发无穷后患。由此可知，防范心理障碍多么重要，阅读此书就可明白这一道理。

当今，中国社会中存在着强竞争、快节奏、短周期、频更新等现象。这种社会氛围易患心理障碍。我国精神心理疾病患病率达17.5％，其中抑郁障碍患病率3.59％，焦虑障碍患病率是4.98％，总体上呈上升趋势。而我国精神科执业（助理）医师只有27000多人，心理治疗师5000余人，总计只有3万多人。心理健康需求的爆发式增长，专业医生的数量不足、素质不高，已经成为我国精神卫生心理健康工作面临的一大难题。显而易见，在求医难的情况下，心理治疗的资源、书籍是多么珍贵。而且，经验证明读有关森田疗法的书或聆听其有关录音带，也可治疗心理障碍。为此，森田疗法一经西传到中国，就受到患者的青睐，已有不少医院在使用。

笔者有幸，在该著作首版时就率先阅读了全稿，开阔了眼界，增长了知识，可以说受益匪浅。因为该书不仅给予我很多心理学知识，而且也使我获得不少精神食粮。特别是书中冈本常男的典型病例与推介森田疗法的事迹，给我留下了深刻的印象。他那种无论做什么都很认真负责，以及执着的精神、言行，令人钦佩。我认为即使只阅读该书，对读者的身心健康都会颇有裨益。

　　有鉴于此，我认为该书很值得一读，因而特向读者推荐。

崔玉华

原北京大学第六医院院长

中国心理卫生协会森田疗法应用

专业委员会主任委员

原北京大学精神卫生研究所所长

2018 年 4 月

目　　录

前　言

　　森田疗法（Morita Therapy）是由日本人森田正马（Morita Shouma）医学博士，于1919年前后创立的。它是森田正马以"顺应自然"、"为所当为"的东方哲学为理论基础，加之自身神经质素质和内省性强的性格，历经反复临床治疗、实践、探索、研究、总结而逐渐形成的一种独特的心理疗法。主要适应治疗神经症，不过当今也有精神科医生用于抑郁症、癌症等的辅助治疗。

　　森田疗法的特点是不使用药物、不问症状，引导患者过平常人的生活，用行动让患者养成健康人的思维规律，劝其做应该做的事，这便是森田疗法有效治疗的法宝。换言之，不触及引发患者烦恼的根源，可避免患者精神交互作用的恶性循环。

　　森田正马生前对其治疗方法，认为只是在实践中有效，并没有为其起过正式名称。后人实施时，认为称其为"森田疗法"最为贴切不过，从此便在国内外通用该名称。

　　简言之，森田疗法是森田正马在总结国内外心理治疗方法的基础上，创立的一种具有独特东方哲学特色和人生理论的有效疗法，它与公认的精神分析疗法、行为疗法可以相提并论。森田疗法自创立以来，对神经症治疗取得了满意的临床疗效，排解了许多人的精神烦恼，从而引起学术界广泛的关注和重视，并已在世界范围内获得好评，西方人甚至称森田正马是"东方的弗洛伊德"。

　　我们在书中描写的冈本常男（Okamoto Tuneo）是位推介森田疗

法的巨人，主要从其奉献精神而言。他受惠于森田疗法，解脱了缠绕自身多年的胃肠神经症的烦恼，是森田疗法一个非常典型的成功病例。有鉴于此，恢复健康后，冈本常男在世界范围内全力推介、资助森田疗法的实践与研究活动；著书立说，畅谈自身体验，提醒、劝导人们注意精神卫生，从而为成千上万人有效排解了苦恼、不安、烦躁等精神方面的疾患。

其实，冈本常男是位身材矮小、瘦弱，但非常精干、坚忍的企业家。他在花甲之前，事业如日中天时，决计急流勇退，放弃经商，为感谢森田疗法治愈之恩，决定专心致志普及、推介、支持森田疗法。他把自己劳动所得的大部分储蓄拿出来，申请成立精神卫生冈本纪念财团。从此，便开始认认真真地在世界范围内推介森田疗法，数十年如一日，踏踏实实地奔波在排解他人烦恼的大路上，为此我们赞誉他是推介巨人。

据世界卫生组织在全球范围内调查得知，全球约有千分之八的人罹患失眠、抑郁症、焦虑症、强迫症等精神方面的疾病，每天因为心理疾患而自杀的人数已经超过因车祸而死亡的人数，所以精神疾患被医学界称为 21 世纪的杀手。

当今，中国社会中普遍存在着强竞争、快节奏、短周期、频更新等现象，必然深刻影响到当代人。这种社会氛围极易导致精神卫生方面的疾患，据专家调查得悉，三人中便有一人会出现神经症，而中国专业的心理治疗医师奇缺，有资格的精神病医师仅有 1.7 万人，只相当于发达国家的十分之一。显而易见，在求医难的情况下，心理治疗的资源、书籍就倍显重要性。

不过，我们想预先告慰大家，神经症是可以治愈的，而且患神经症者，一般智商比较高，事业心很强，这种人争强好胜，思维细腻，做事非常谨慎，一般不会做出格之事，却容易缺乏自信，易注重不利因素。有鉴于此，一旦有神经症迹象，千万不要因为有上述优点而掉以轻心，应主动去看医生，接受治疗，或找心理医生咨询，争取得到指导。若总是拖延，不肯前往医院治疗，不仅病情会加重，甚至有危及生命之险。

今天，人类生活在大千世界中，矛盾纷繁复杂，人们的思想多元化，差异无处不在，无人不会碰到烦心之事，不及时排解便形成心理障碍。实践证明，森田疗法是医治心理障碍的良方。

为此，我们奉劝读者忙中偷闲，阅读有关精神卫生方面的书籍，或经常请心理医生做些辅导。

恕我们自信，读森田疗法相关书籍及这部书，定能获得预防和治疗神经症的健康知识，拓宽你的思维空间，减少恐惧、抑郁、焦虑、失眠、目眩、不安、疑心、烦躁等心理疾患的发生，提高自身健康水准。该书富含很多哲理，如："顺应自然，为所当为"、"无事是贵人"、"花开自有蝶飞来"、"无念无想"、"事实唯真"、"日日是好日"等。鉴于上述情况，我们以冈本常男为榜样，把森田疗法介绍给大家，坚信该书对读者的人品、修养将大有裨益。我们希望，有心或无意，只要你捧起此书，你的心灵将得到一次舒适的按摩。

贾蕙萱
2009年仲春于首都北京

1
森田疗法的起源

为方便读者，我们首先介绍森田疗法的创始人森田正马（Morita Shouma），并说明、解释与森田疗法相关的知识。例如何谓森田疗法？它的治疗原理、医术是怎样的？为什么说森田疗法是医治心理障碍的最佳选择？知晓这些之后，您会更加理解冈本常男为何如此热忱、执著地推介森田疗法，对他如此奉献的精神您会更加敬佩。

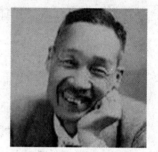

森田正马肖像

有着非凡阅历的森田正马，的确是位传奇式的人物。他爱好广博，执著追求，病魔造就了他在精神医学领域的高深造诣。若想知实情如何，请看下列分解。

1.1　森田正马的身世

森田正马生于 1874 年（明治七年）1 月 18 日，父母务农，故乡在日本高知县香美郡富家镇。森田正马姐弟三人，他是长子，乳名叫光。父亲名为森田正文，是一位"乡士"，当过小学临时教师，但却以务农为主业。森田正文头脑清晰、富于创造并善于思考，勤奋而耐劳。他对子女教育非常严格，尤其对长子森田正马，望子成龙心切，期望值甚高。对其要求之严格甚至达到苛刻的程度。还在森田正马年幼、尚不太懂事理之时，其父就迫使他读书、写字。

森田正马的母亲则非常幽默、机智、和善、勤劳，对他人有着无限爱心。母亲与森田正马关系很密切，可谓对他溺爱有加。可以认为他是在严父和慈母的哺育下，成长起来的一个男孩。

他继承了父亲的聪明才智、母亲的慈爱心怀。他不但相貌、就连性格也是既像父亲又像母亲，而且吸收了他们的优点。父母两人反差性很大的养育子女的方式，对他后来的成长与事业走向不无影响。

森田正马从小就善于思考，例如他不明白为什么被狗追逐的鸡群会四处乱跑，它们又为什么会从鸡窝里跑出来，于是他便没完没了地去琢磨那个鸡窝。无论做什么事情，只要他觉得奇怪，就一定刨根问底，弄个水落石出，有时简直令人觉得他幼稚，不明事理，甚至因此受到人们的耻笑。

1902 年，森田正马在风华正茂的 28 岁时，以优异成绩毕业于东京帝国大学医学科。自此以后，他又师从一位与中国有缘的日本精神病学大家吴秀三教授，研修精神病学。翌年就业于慈惠会医院医学专门学校，以教授身份讲授精神病学。

1919 年，森田正马在自己家中开设病房，对身患神经衰弱的患者施以家庭治疗和教育。随着医学日渐进步，森田正马认为称神经衰弱为神经质症更好。他经临床实践，创立了独具特色的神经质学说及治疗体系。

从 1912 年至 1928 年的 16 年间，是森田正马在医学上获得丰硕成果的时期。他撰写了多篇论文。代表作有《神经衰弱以及强迫观念的根治法》、《神经质的实质与治疗》等。

1925 年，慈惠会医院医学专门学校升格为慈惠会医科大学，他继续作为教授从事教学。1930 年，他创办了《神经质》杂志，撰写了很多有关治疗神经质的文章，召开了不少相关的研究会。1938 年，森田正马退休后成为名誉教授。时年发表《神经质的本态和治疗》，获医学博士学位。

就在其功成名就之时，即 1938 年 4 月，他因罹患肺炎而病逝，享年 64 岁。

在森田正马任教期间，曾兼任根岸医院医长（相当于顾问）、东洋大学教授、日本大学医学教授等职。他对神经质的治疗进行实践与研究，可谓成绩卓著，因而获得后人的好评。不言而喻，好疗法自有后来人。①

1.2　学校恐怖

森田正马刚 5 岁时，就被父亲送往小学上学。每天他从小学一回到家，父亲便立即叫他读古文和史书。等他成长到 10 岁时，父亲每晚强迫他背书，若背不过，便不许他睡觉。这样便使森田正马渐渐地厌倦学习，几乎每天早上大哭大闹，恳求大人允其不去学校。用现在的话来说就是想逃学。毋庸置疑，严父根本不会同意。此情之下，森田正马不愿上学也非去不可，不愿读书也非得读不行。为此他罹患"学校恐怖症"。当然这与强迫学习、被动学习不无关系。

森田正马去学校读书的同时，父亲给他很多额外学习任务。由于压力大、精神紧张而体弱多病，呈现心脏神经症、死亡恐怖症、普通神经质引发的头痛、脚气疾病等多种病症。特别是身患夜尿症后，不仅给他带来很多烦恼，而且使他产生劣等感。

1.3　死亡恐怖

在森田正马 7 岁时，祖母去世，其母因悲伤过度，曾一度精神恍惚、陷入沉默不语的状态。翌年祖父又病故了。家庭连续遭到不幸，不言而喻森田正马的心情也不会太好，一次偶然机会，他在本村一个

---

① 水谷启二编：《森田疗法入门》上册，白扬社 1988 年 1 月第 16 版，第 42 页。

金刚寺里看到一幅彩色地狱壁画，立即感到毛骨悚然。当他看到画中有人死后下地狱的惨状，深受刺激，特别是血池、刀山、火海以及从未目睹过的酷刑，令年幼的森田正马刻骨铭心，难以忘怀，总是萦绕脑际，连做梦都是地狱惨景，苦不堪言。甚至经常梦见自己坠入鲜血淋漓的地狱。这些可怕的画面在其幼小的心灵中打下了难以抹掉的烙印。这种情景常在他脑际盘旋。从此森田正马患上了"死亡恐怖症"，后来他在医疗理论中多次谈及此事。对死亡的恐惧无疑是最普遍、最根深蒂固的一种人类本能。这些经历还说明，童年的精神创伤影响一个人的健康成长。

1.4　受神经质等多种疾病困扰

森田正马自幼就有明显的神经质倾向，他在《我具有神经性脆弱素质》一书中写道："其表现是在12岁时，仍因患夜尿症而苦恼。16岁时患头痛，常常出现心悸亢进、很容易疲劳，总是担心自己患有多种疾病，表现是所谓神经衰弱症状。"因有夜尿症，为了不弄湿被褥，总是铺上草席睡觉。有好事者就明知故问："铺上草席子干什么呀?"他气愤地回答说："夜里尿炕。"说这话时他内心十分痛苦。这种不得已的回答，也带有对不怀好意者的反抗。后来他在自己的著作中写道："不要谴责孩子的夜尿症，越是谴责挖苦孩子，夜尿症就会越来越恶化。"这大概是他自己的切身体验吧! 森田正马因罹患夜尿症而深感自卑，有强烈的劣等感。后来他听说当地颇有名望的剧作家坂本龙马幼时也曾经罹患夜尿症，这才聊以自慰，心情变得舒畅多了。

森田正马在中学五年级时，不幸遭遇伤寒。他借病后恢复的休息期间，学习骑自行车，夜间突然出现心悸亢进，全身颤抖，又一次被死亡恐怖所缠绕。经医生注射治疗后，症状基本消失，但是在后来的日常生活中，旧病却经常复发。这一症状一直持续到大学时代。后来他学了医学，得知这是神经性心悸亢进，才得以解脱。在高中和大学初期，他经常苦于神经衰弱，所以常到东京大学医学部内科向医生咨询。医生诊断他的疾患为神经衰弱，投以药物治疗，但未见多大好转。在森田正马的一生中，深受神经质等多种疾病困扰，这虽是坏事，但对其日后医学的贡献却起了催化作用。人说"久病成良医"，在森田正马那里，实在是"多病促良医"呀。

1.5　神经衰弱悄然自愈的启迪

森田正马大学一年级时，父母因为农忙，又在养蚕关键时期，所以有两个月的生活费忘记给他寄去，森田正马却误以为是父母不支持他上大学，致使他贫病交加，心情痛苦到极点。他很是生气，甚至想在假期回家时，当着父母和家人的面自杀，以示抗议。于是为此暗下决心，豁出去拼命地学习，要学出个惊人成绩来，让家里人刮目相看。在这期间什么药也不再吃，他放弃了一切治疗措施，全神贯注地学习。功夫不负有心人，期末考试他取得了预想不到的好成绩，竟然在全班名列前茅。不知不觉中，脚气病和神经衰弱等症状也随之消失。

森田正马从个人经历中深受启迪，悟出了一个治疗原理，这便是他后来提倡的神经质的本质论，包括疑病素质论。他深知神经衰弱不是真正衰弱，而是主观臆断。神经质者本能上有很强的生存欲望，是甚为努力的完美主义者，症状发生的心因性，也就是精神交互作用。最重要的是，森田正马在自己的切身体验中发现，"放弃治疗的心态"对神经质具有治疗作用。对心理疾患，你不去在意它，疾病反而自愈。这便是他得出的"顺应自然"、"随遇而安"、"既来之则安之"的治疗原理。其中"顺应自然"是森田疗法万应之铁则。关于"顺应自然"一说的出典，据康成俊大夫认真查证，得知它出于《佛经》，系释迦牟尼给他的弟弟阿难的遗嘱中的一段话："你要遵循我的教导，把握住真正的自己，顺应自然地生活，在此基础上，自己解决自己的问题好了。"当弟子们向他诉说烦恼时，释迦牟尼教诲他们："顺应自然，为所当为。"

那么，何谓"自然"呢？"自然"系哲学范畴。"自然"亦指，非人为也。它源于"存在"一词的词根"bhu"。"自然"在罗马时代开始使用。"自然"在中国的最初含义亦指非人为的本然状态。如《道德经·二十五章》："人法地，地法天，天法道，道法自然。"

1.6 实践森田疗法

从以上情况可以看出，森田正马由于自身体验过疾患的痛苦，在大学就学时期，便开始思考其治疗方法。森田正马的基本理论可以说多是他自己病痛体验的结晶，包括神经质的本质论。神经质者具有很强的生存欲望，因而死的恐怖也很强烈，几乎都是工作狂，完美主义者。症状发生具有心因性，即精神交互作用。神经衰弱不是真正的衰弱，而是想出来的，主观臆断的。"顺应自然"对其症状具有治疗作用。

由于书中经常出现神经质、神经症，在此将两者的关系加以说明：

新精神分析学家 K. D. 霍妮认为，神经质就是对他人神经过敏的态度。神经质属神经症的一种疾病，神经症是在神经质性格基础上产生的。一般而言，神经质是用来描述性格倾向的。神经质与神经症二者都是非功能性心理障碍，所以也有人把两者等同看待。其共同特征是二者致病的主要原因是心因性障碍、人格因素等。

前段提到心理障碍，那么何为心理障碍？它是心理活动中出现的轻度创伤，是在特定情境和特定时段，由不良刺激引发的心理异常现象，属于正常心理活动中暂时性的局部异常状态。例如，当人们遭遇重大挫折或面临重大抉择时，会表现出情绪焦虑、恐惧或者抑郁。有的表现为沮丧、退缩、自暴自弃，有的表现为愤怒甚至冲动、报复。往往因过度应用自我保护防卫机制，表现出一系列不适应的行为。如果长期得不到适当的调适，不能从中解脱出来，易导致精神病的产生。

心理障碍几乎人人都可能遇到，如失恋、落榜、人际关系出现冲突而造成情绪波动、失调。在一段时间内不良心境造成的兴趣减退、生活规律紊乱甚至行为异常、性格偏离等，都需要找心理咨询医生寻求帮助。此外，心理咨询也适用神经症，包括强迫症、焦虑症、恐怖症、疑病症等。而且也适用于生理心理障碍（即身心疾病）、神经系统器质性疾病引起的心理障碍、各种智力发育异常等。

何谓精神病？精神病是以精神活动障碍为主要表现的一类疾病，是由社会、心理、生物三方面的因素影响，导致大脑功能紊乱。临床上表现为知觉、思维、情感、智能和行为等方面的失常，症状主要表现为出现错觉、幻觉、焦虑、淡漠、妄想、自知力障碍。常见的有精神分裂神经症、精神发育迟滞等。

精神病是功能性疾病，目前的医学水平尚未能发现其神经系统与常人有何变异，但是患者的言语、行为、思维、情绪等各方面的表现与常人不一样。

弄清上述几个关键词以后，我们继续谈森田疗法的创立经过。当然，森田正马仅有个人体验是不够的，更加重要的是森田正马长时间对神经质者的密切观察，掌握并总结其症状，注意其转归经过，再把这些观察与自己的体验作对照。他还大量阅读国内外文献资料，将当时认为有效治疗神经质的各种方法加以分析、总结，并逐一进行实践验证。例如催眠疗法，森田正马是位研究催眠术的著名专家，但他认为催眠疗法不能根治神经质，精神分析也不能根治神经质，他还与当时日本著名精神分析大家丸井清泰教授进行了曾经轰动世界的大辩论。森田正马给神经质患者服用过溴剂，这是巴甫洛夫治疗神经症的方法，也曾给患者服用磷、锌、砒霜等，也注射核素酸钠、林格氏液

🍂 森田疗法

及各种脏器制剂等，后来经多方验证，确认这些药物对神经质都没有多大治疗效果。他还应用当时流行的心理治疗方法，如：说服疗法、安静疗法、生活正规疗法、作业疗法、卧床疗法等，对患者进行的这些治疗，均无明显疗效。森田正马并不是一开始就主观臆断地认为自己的疗法确实有效，而是将上述心理疗法的合理成分进行有效的组合，经过反复实验、不断摸索、总结经验，直到治疗成功。他以自己发现的治疗原理为宗旨，最后提出了独树一帜的心理疗法。常言道：久病成良医。这在森田正马身上得到了验证。

1919 年，为实践其心理疗法，森田正马让一名神经症患者住到自己家里，同家人共同努力，治疗这位病人，患者经过一个月的治疗，就奇迹般地得以治愈。当时森田正马对他的治疗方法没有找到一个合适的名称，他的继承者们发挥集体的智慧，把这一有效疗法命名为"森田疗法"，也有人称其为"森田心理疗法"、"顺应自然疗法"。

森田正马说过："对神经质的治疗，还是顺应自然好，除顺应自然外，别无他法，必须顺应自然。"

当时在日本的精神科医生中尚没有"神经症"这一概念，普遍用语是来自西方的"神经衰弱"。神经衰弱名称是美国精神科医生格·姆·比尔德首先提出来的，他认为神经衰弱是与器质性疾患不同的一种功能性疾病，患者大都具有神经质素质。那时弗洛伊德的精神分析理论也刚刚介绍到日本，在学术界基本上还无人接受，也不认为它对"神经衰弱"病人有什么治疗作用。在此以后，医学界才认识到"神经衰弱"其实是"神经质症"或"神经症"，面对临床上大量的神经症病人，实在缺乏有效治疗的方法，这时森田正马以他的个性和经验，不甘寂寞地探索，独树一帜地创立了自己的治疗方法。

森田正马的个性是不安分，善思考，头脑清晰而又富于创造性，同时他又是一个较为机智、幽默和富于爱心的人。森田正马还是一个热爱哲学的思想家，他从青年时代就有志于哲学。学医其实并非他的初衷，而是受到一个偶然的外界因素的影响，所以他后来尽管成为医学博士，但还是热衷于读哲学、心理学、伦理学、法学等方面的书籍。在青年时代，他还曾热衷于电工学，幻想做一名发明家。这些也都是促使他创立森田疗法非常重要的因素。

正因为"森田疗法"是治疗神经症很好的方法，所以，森田正马病故后，依然后继有人。弟子中有位出类拔萃者，名叫高良武久（Koura Takehisa）。森田正马在从事教学与治疗神经症的实践、研究时，高良武久就在他门下学习，后来成为其高足，并把森田疗法发扬光大。1983 年，高良武久牵头，发起成立了森田疗法学会，努力研究森田疗法，并临床实践、弘扬森田疗法。高良武久还抓住森田正马诞辰百周年的机遇，组织成立了森田正马事业纪念会，他亲自担任会长。该会很多理事就是高良武久的门下生，借此机会，高良武久动员理事们齐心合力编辑出版《森田正马全集》，并前往很多大城市去讲解森田疗法。嗣后，又培养了接班人大原健士郎（Wohara Keshirou）教授，全面实施、研究森田疗法。关于高良武久、大原健士郎如何实践、推介森田疗法及其医学事业，允在后文中再作交代。

1.7　森田正马的婚姻趣事

也许是东方人的传统习俗，不大谈论妻室之事，读了不少有关森田正马的著作，涉及森田正马的婚姻家庭情况的资料不多，但大家却很关注，因为家庭、婚姻对一个人事业的成长非常重要。为此我们在此专述一段，以下内容依据森田正马的《久亥的回忆》和一位署名为"人马道"的网友撰写的《心理咨询家的故事——森田正马》[①]

---

① 人马道：《心理咨询家的故事——森田正马》（http：//www. xici. net/b25569/d10183450. htm）.

加以整理而来。

森田正马在 1897 年的夏天，即在他读高中三年级时，同姨表妹田村久亥（1875—1935）结婚，当时森田正马 23 岁，久亥 22 岁，森田正马比久亥长一岁。

森田正马和田村久亥原来是一对青梅竹马，可是自从森田正马 14 岁升入高知市的初中以后，两人几乎中断了来往，关系开始疏远。后来，森田正马升入熊本第五高中不久，父亲突然得知儿子获得大黑田龙医生的学费资助，而且森田正马已经私下答应将来当大黑田龙家的养子，这使他父亲和亲友们都为之惊愕，因为在日本长子是法定的家业继承人，所以父亲紧急赶往熊本，给儿子传达家庭会议的结论。父亲向森田正马提了两个条件：今后的学费全部由自家负担，但是必须放弃当养子的念头；要同表妹田村久亥结婚。森田正马勉强接受了这些条件，后来与田村久亥结婚，终成眷属。

婚后，森田正马只是在暑假回家探亲时，在老家与久亥同居。当森田正马考入东京帝国大学医科大学以后，第一学年是在学校独居。第二学年则是母亲到东京来租房陪住。从第三学年起才由久亥来到东京照料森田正马的生活。

森田正马愿意成为大黑田龙家的养子是有原因的，那还是上初中时，家人硬是逼迫他一边读书，一边利用假日帮助家里干农活。不仅父亲，姐姐也经常支使他干农活儿。父亲还经常过问他的学费，引起他烦闷、讨厌，于是他决定到东京去求学。18 岁时，他曾和同班的一位同学小池一起离家出走过。后来他考入了一所三年制的邮政通信学校，在那里他作为公费学生，初获生活自给，同时思考着未来人生之路。来到东京以后，他租下了熟人小池家二层楼上的一间储藏室，每天自己做饭，并在一所高考补习学校深造。森田正马给自己规定的睡眠时间是四个小时，每天除散步两三个小时外，其余时间全部用于学习。因生活实在过得艰苦，他便央求父亲给他寄些学费及生活费，加之母亲从旁说情，父亲总算同意了森田正马的要求，并开始给他寄钱。但是，由于营养缺乏，森田正马得了脚气病，连走路都困难。这样，他只好一改初衷又返回故乡，向父母低头认错。他保证今后听父母的话，并返回到原来的中学。后来，森田正马考进了第五高中。在即将举行毕业典礼的前一个月，他忽然听说有位名叫大黑田龙的人，在大阪开办一所大医院，大黑向第五高中校长提出，想从应届毕业生中挑选两名学生，由他出钱送到大学去学医。森田正马本来想报考工科，可听到这一喜讯后，便一改初衷想学医学。森田正马参加第五高中毕业典礼后，便返回家中，帮助家里养蚕以博得父亲的好感。他告诉父亲，大黑先生能给他提供奖学金，他想进大学，并征得父亲的许可。为了稳妥起见，他没有告知父母想当大黑家养子的打算。后来家人听说他想当养子之事，一时间曾在全家引起轩然大波。

田村久亥由于母亲体弱多病，从 9 岁起便担起家务，做饭、洗衣，帮助全家人度日。家长不重视女孩的教育，久亥连小学也未能正经读完，长大以后便终日忙于养蚕、织布。但她喜欢读书，即使受到父母的责骂，也时常忙里偷闲悄悄学习。少女时代，她曾到高知去学过一两年裁缝。她心灵手巧，又非常勤奋，很快便学会了缝制各种和服。她还善于缫丝、刺绣。

田村久亥听周围的人们说，森田正马品学兼优，便很高兴地和他结了婚。久亥总是称赞森田正马说到做到，人品好。比如，当森田正马记忆力不佳时，她会说："你善于抓住事物的本质，判断力强"；当森田正马学习成绩不好时，她就安慰他："都因为你课外书看得太多，兴趣太广泛"；当他在考试关键时刻还在弹三弦、练舞蹈时，她就称赞他这是"不拘泥区区小事，善于调剂心情"。

森田正马愿同久亥结婚是由于听周围的人们说，她人很聪明。然而他认为久亥做事并不精干，相貌也不出众，始终感到不尽如人意。

森田家一位亲戚的女儿，曾在森田正马身边工作过的护士原田陵述说，刚结婚的森田夫妇经常争吵。年轻时，森田正马曾多次想和久亥离婚，并且向她流露过这种想法。久亥虽说一直忍受过来了，但似乎也曾认真考虑过离婚之事。森田正马在《久亥的回忆》一书中曾反省说，当年自己十分任性，常常强词夺理使久亥感到难堪。久亥记忆力强，又聪明伶俐。过去的事情她都记得一清二楚，只要和谁见过面，她始终不会忘记他们的名字。有这样一段轶事，森田正马临近大学毕业考试时，有些药物的剂量，怎么也背不过，于是他便先让久亥替他记住，然后告知自己，森田正马脾气暴躁并很任性，而久亥却总是克制自己去善待他。有时两人正在吵架，忽然来了客人，森田正马在客人面前仍然难以恢复平静，弄得彼此不欢而散。而久亥却能迅速控制住自己的情绪，热情接待客人。

森田正马从久亥这位农村出身的姑娘身上学到过很多知识。久亥初到东京时只会做针线活儿，后来她学会茶道、插花、俳句、和歌、书法、英语、文学、西洋史、舞蹈……而且她样样都胜常人一等。森田正马在 1937 年曾记述，让久亥接受各种教育、学习知识的原因："有一半是出于自己的虚荣心。"亲戚之女原田陵也回忆说，森田正马经常对久亥说："我今后是会成名的，你也要跟上来才行。希望你能当个般配的妻子。"为了提高妻子久亥的文化素养，森田正马倒是从不吝惜金钱。

久亥时刻惦记着森田正马的健康，希望他节制饮酒。据悉，森田正马的得意门生佐藤正治曾对久亥说过："森田正马先生因为喜欢喝酒，我就请他喝，结果有时他喝过量。"这时，久亥则回答说："如果换一个人，如果我是你的话，也会像你那样请森田多喝几杯，可是为了他的健康，就是想请他喝酒也不能让他喝过量呀！"每当森田正马在深夜因肺病把她咳醒时，她总是机警地立刻翻身起床，护理森田正马。久亥真是一位贤妻良母，是一位了不起的女性。

森田正马与田村久亥曾生过一个男孩，可惜在他年仅 19 岁时因患肺结核病夭折。因此他们未曾留下后嗣，所以卓有疗效的森田疗法，则由弟子们承袭、弘扬和发展。

　　久亥也没有辜负森田正马的希望，她跟随森田正马学会并实践森田疗法。与其说她是学会，毋宁说是他们共同创造了森田疗法。对此森田正马也有过较为详细的记述。他说由于森田疗法是一种家庭式疗法，所以久亥的帮助特别大。"她既是我治疗上的内助，又是护士长。现在，虽说我的助手和研究生为数众多，人手齐全，但在创业初期妻子的作用是不可磨灭的。特别是那些不洁恐怖症患者，据说大部分患者不止一次地因受到久亥的斥责而哭泣，但他们却初次体验到治愈的好心情。有一位57岁身患不洁恐怖症的妇女，得病已22年，曾住过几个精神病院，她在我家住院期间，有一次正在拼命地洗手时，脸盆被我妻子没收了，她便在走廊里捶胸顿足地来回乱跑，不停地哭喊，但是最终还是服气啦。还有一位20岁的身患不洁恐怖症的学生，也同样受到妻子久亥的斥责，气得直哭，但是自从妻子警告他'你要是再不听话，我就让你出院'后，便从此振作起来，不久痊愈出院，并以优异的成绩毕业，后来有了一份很不错的工作。"在已经出院的患者中，也有人说："您夫人那着眼于细微的指导，和您本人那着眼于大局的讲话，对我们来说都是难得的教诲。直接受您的指导总有些惴惴不安，反倒觉得能轻松地向夫人请教，且心里踏实。"森田正马说过："自己因为有医院公务在身，很少有空同住院病人直接接触，而妻子因为常常接触他们，特别对每个细节给予指导。如果说我的讲话是总体理论指导，那么我妻子是针对各个具体情节，对患者很有实际帮助。"1922年春，森田正马为照顾在老家卧床的父亲，曾回家乡数月。在此期间，他曾给一位年过六旬的患神经症的寡妇治过病。患者的症状是心律过速、眩晕和疾病恐怖，由于病人卧床不起，护士总是寸步不离，无法外出。久亥听了之后，便前去看望，她辞掉了看护人员，并指导病人积极从事一些日常劳动，从而促使她早日恢复了健康。

　　久亥于1935年10月21日清晨因脑出血，突然仙逝，享年60岁。直至临终前，甚至就在她去世的当天，还从睡梦中被森田正马咳醒，她为丈夫搓揉后背。过了不一会儿，女佣人接替照料森田正马，但没过多久她便不省人事，与世长辞。晚年的森田正马夫妇相濡以沫，算得上是一对和睦而幸福的伉俪。但早些年夫妻关系并不十分融洽，促使森田正马未把精力用于儿女情长，而是专注于事业，这也许是他医术有成的原因之一。

2

什么是森田疗法

了解适应症，判断是否在其适应症范围中，非常重要。现提出森田正马对神经质诊断的几个标准，我们以为是很有参考价值的，因为这是森田正马的初衷，他为治愈神经质奋斗了多年。

2.1 森田疗法的适应症

2.1.1 森田神经质的症状

经过多年的实践与研究，医学界基本掌握了森田疗法的适应症，当然科学在发展，过去不是适应症的疾患，也逐渐发展到能够治愈。不过，在此就依据传统治疗的经验，按症状分类，可列出以下几种（各种症状的详细表现将在下章展开叙述）：

A. 普通神经质（即神经衰弱）

失眠症、头痛、头重、头脑不清、感觉异常、易兴奋、易疲劳、脑力减退、乏力感、胃肠神经症、劣等感、不必要的忧虑、性功能障碍、眩晕、书写痉挛、耳鸣、震颤、记忆力减退、注意力不集中等。

B. 强迫观念症（包括恐怖症）

社交恐怖（包括：脸红恐怖、视线恐怖、自己表情恐怖等）、不洁恐怖、疾病恐怖、不完善恐怖、学校恐怖、口吃恐怖、罪恶恐怖、不祥恐怖、锐器恐怖、高处恐怖、杂念恐怖、渎神恐怖等。

C. 发作性神经症

心悸发作、焦虑发作、呼吸困难发作等。

2.1.2 森田神经质的诊断标准

A. 症状上的特征

森田神经质的症状表现应满足以下（1）（2）的标准，同时（3）的 5 个标准中应满足 3 项。

（1）对症状具有异常感，伴有苦恼、痛苦、病态感，即自我异质性。

（2）对自己现有状态（性格、症状、烦恼）不能适应环境而感到焦虑。

（3）症状的内容及对症状的认知等项目中，满足 3 项以上。

①由于症状（烦恼）引起持续的预期焦虑。

②症状（烦恼）的焦点明确。主要表现为对某一件事情而烦恼。

③认为自己的症状是特别的、特殊的。

④具有想消除症状的强烈愿望。换言之，有克服症状的趋势。

⑤症状内容与日常生活情感相关，可以理解。

B. 症状形成的机制

在此，必须满足以下（1）（2）两个标准。

（1）必须确认精神交互作用：把握由于注意和感觉（或症状）的相互激活而使感觉（或症状）鲜明化，注意固着，注意狭窄而陷入恶性循环。

（2）必须确认思想矛盾：要满足以下①②两个标准。

①消除症状的趋势：认为只要消除症状，就能做好自己期望做的事，或期望完全没有焦虑、恐怖的状态。

②由于"理想自我"和"现实自我"的差距而产生的内心冲突。

C. 性格特征

（1）内向性、弱力性

①内向性：对自己的存在过度内省，有劣等感。

②顾虑性：拘泥于细节，难以自拔。

③易受伤害性，过敏性：容易因别人的言行而受到伤害，过分在意别人的言行。

④疑病性：对自己的身体及感觉有过分敏感的倾向。

⑤被动性：缺乏主动性，易消极，对新事物接受慢。

（2）强迫性、强力性

①求全欲强：强迫地追求完美，不这样做就不满意。

②优越欲强：厌恶失败。

③自尊欲强：自尊心强，希望得到好的评价。

④健康欲强：总想心身健康，期望完全没有焦虑的状态。

⑤支配欲强：按照自己的想法掌控自己和周围的欲望强烈。

2.2　森田疗法的治疗原理

知道适应症和正确的诊断标准后，如何将患者的疾病治愈就成为关键。森田正马认为，对发病具有决定作用的是疑病素质，而对症状形成和发展具有决定作用的则是精神交互作用，这正是森田疗法的着眼点。对此，森田正马采取了与众不同的原理。他曾十分肯定地指出："对神经质的治疗，顺应自然好了。除顺应自然以外没有别的办法，唯有顺应自然。"

顺应自然是森田疗法的真谛，也是基本原理。那么实施治疗时，又如何理解"顺应自然"之原理呢？这是极为重要的，因为它关系到治疗效果。

森田正马对"顺应自然"的看法是："对出现的情绪和症状不去管它，要着眼于自己的目的，去做应该做的事情"、"人应按照朴素的欲望去活动，这样就可以了"。

森田正马的高足高良武久博士，提出"顺应自然"的完整概念，内容如下：

森田疗法

（1）患者要老老实实地接受症状的存在及与之相伴随的苦恼、焦虑，要认识到对它抵抗或用任何手段回避、压制都是徒劳的。

（2）患者要依照原来就存在于自身的生存欲望，去进行有建设性的活动，即一面接受症状存在的这一现象，不予抵抗；一面进行正常工作和学习。要求病人不把躯体的、精神的症状，当作身心的异物，对它不加排除和压抑，这样就解除了精神交互作用，症状也因而减轻以致消失。

在他的著作《神经质症与心理机制》中，对"顺应自然"也作了精辟的论述："不洁恐怖之人，经常产生想洗手的念头，那只好让其产生而无他法；不祥恐怖之人，有所不祥之苗头就不安，那只好就让其不安，别无他法；癌症恐怖之人，不要在意癌症观念及癌症恐怖，任其自然好了；头重之人，只有承认他头重而无他法。"①

他接着说明："可是，经常有人将'顺应自然'与'放弃不治'混淆不清。虽说两者之间有相似之处，但是也有根本之不同，而且这一点是很重要的。"

长谷川洋三教授对"顺应自然"有其独到的见解，他对上述各位的高见提出总结性的看法。该高见撰写在其大作《森田式精神健康法》一书之中，他说"顺应自然"是森田疗法的入门，但是实在难以掌握其真意。不过一旦掌握，会立即感觉到眼前变得甚为明快。他进而说明："当你抓住'顺应自然'的实践，它不只帮助你摆脱神经质症状，而且可以使你知道如何像健康人那样活着、了解生活哲学。"②

他还解释说："关于对'顺应自然'（日语：あるがまま）这一词语的理解，我们并非一张白纸，人都有先入为主的观念，所以会从那里产生错误的解释。

---

① 高良武久：《神经质症与心理机制》，枣社 1982 年 3 月 1 日第 4 版，第 165 页。
② 长谷川洋三：《森田式精神健康法》，三笠书房 1989 年版，第 38—41 页。

其一，认为'顺应自然'是近似'放弃初衷'之含义的一个词汇。换言之，随它去吧。

还有，认为'顺应自然'就是喜怒哀乐可以表现于行动，把其作为肯定情绪本位的词语。

上述两种对'顺应自然'解释都是非常错误的。"

接着长谷川洋三教授对"顺应自然"的两个侧面进行分析说："若用一句话谈'顺应自然'的态度，那就是应该原原本本地接受不安与恐怖以及其他神经质的症状，做应该做的事，即为所当为。"

而后，他又介绍恩师高良武久教授对"顺应自然"的两个要点："其一，承认症状以及伴随症状所产生的苦恼、不安。对此不必抗拒、否定、掩饰或者回避，应原原本本地接受它。其二，在原原本本地接受症状的同时，患者要利用自身具有的生的欲望，实施建设性的行动，这与单纯的'放弃初衷'不同。对症状'顺应自然'地接受，同时对进取向上的欲望也要'顺应自然'。"

进而，长谷川洋三对高良武久教授关于"顺应自然"的见解进一步分析介绍道："每每碰到处理'顺应自然'与'放弃初衷'的差异时，他常这样解释——试举一个容易懂的例子，要从游泳池的高台跳下去时，会出现恐怖症，这是人的一般心理反应。因为恐怖，才终止跳进水中，这便是'放弃初衷'的态度。还有，因为恐怖情绪成为障碍，在观念上尽力排除，不让恐怖情绪产生，每次重复这种处理方式，就会走向神经症的道路。"

上述文字说明，要"顺应自然"就要排解恐怖情绪，但是，这样就要挑战必然产生的心理状态，因为它是将不可能变为可能的葛藤。为此，具有精神交互作用性质的恐怖意识会愈来愈强烈，然而想跳下去的本来目的则被忽视。

因此，"顺应自然"应该是接受当然产生的恐怖，人在战战兢兢、提心吊胆的同时，趁着想跳下去的欲望，完成本来是发展性的行为而跳入水中。

森田疗法

要排除恐怖情绪，又要跳下去，想一箭双雕，是不可取的。依该人行动，而产生自信，同时恐怖情绪也随之减弱，其结果是可取的。

青木薰久将高良武久教授指出的第一要点称为"顺应自然"的"被动性侧面"，把第二要点称为"主动性侧面"，而且他强调"主动性侧面"是主要侧面。

神经质有各种各样的症状，健康人谁都会有心理、生理的神经质现象，对此不必治疗。身心健康的人，这是自然现象，不是由人的意志左右的。这种情况下的顺应自然，是把握不安、恐怖，用心制定对策，战战兢兢的同时，缓步前进。在此情况下，朴实地战战兢兢、提心吊胆都是符合自然的态度。森田正马先生把其称作"服从自然"；高良武久教授则指出它是"顺应自然"的第一要点，如用青木薰久君的话说，就是"被动性侧面"。可是，青木薰久将主要侧面，解释为"主动性则面"，也就是高良武久教授所说的第二要点，即"借助生的欲望采取建设性行动"。森田正马博士指导我们说，可把主动性侧面叫作"顺从环境"。

森田正马博士所说的"服从自然顺从环境"，像"顺应自然"一样，容易与放弃初衷、任从的态度混淆。可是，其宗旨是要求严格确立主体性。森田正马是为了严格区别"顺从"与"盲从"，以竹笋要从土地中拱出来为例来说明，头上若出现一块岩石，竹笋不放弃生长，沿着岩石边缘拱出，一边顺从环境，一边借助生的欲望去激活自己，这是应该采取的态度。可谓一边顺从环境，一边在环境中行动，进而改造环境，应该以这种主体性和批判精神去工作。与其相反，是"盲从"。所谓"盲从"就是若遇到岩石，则采取放弃生长的态度。森田正马严厉地提出，要戒备这种盲从态度。

长谷川洋三在上述分析的基础上，进一步说明在治疗时"顺应自然"与"为所当为"的重要关系。换言之，"顺应自然"与实践的关系。他在书中有一段是专门谈及该论点，其小标题是："无实践则无顺应自然。"主要内容如下：

实现"顺应自然"有两种态度构成，即原原本本接受不安、恐怖以及其他症状的态度；还有，"为所当为"的态度。但是，这种看法易被诱发错误的态度。那就是越想努力接受不安、恐怖的情绪，越是不能接受，而且不安、恐怖感反倒加剧，实践"为所当为"越来越不可能。这是因为一味想接受反而成为一种恶性循环的处置方法，换言之，产生精神交互作用。那么，究竟如何做才能真正接受呢？"为所当为"，也就是去实践。依靠行动，不知不觉之中，便可自然而然地出现接受的态度。

人们的注意力不可同时放在两个重点上。当会晤他人处理要事时，无论如何会将注意力从不安和恐怖感移向主要解决的事宜，在这种行为过程中，会自然产生接受的态度。

长谷川洋三的主要观点，一言以蔽之：实现"顺应自然"首要在于"为所当为"的行动。他还提到："'顺应自然'主导'为所当为'，'顺应自然'的接受态度，就会自然而生'为所当为'。"

笔者认为长谷川洋三的上述观点非常重要，因为他很好地总结了以森田正马博士为首的各位实践者的经验与理论。他们的经验之谈是非常宝贵的，特别是"顺应自然"与"为所当为"之间的关系。两者是互补、不可分离的关系。治疗时把"顺应自然"与"为所当为"两者有机结合，实在是不易之事，真要在治疗时好好琢磨、推敲，才能争取获得最好的疗效。

2.3　森田疗法的实施方法

实施治疗时，医生要对患者提出要求，而且越具体越好。根据这一原理，患者采用读书、通信或门诊治疗，都是可行和很好的选择。日本青木薰久医生曾作过调查，在日本有80%的神经症患者在阅读森田疗法的有关书籍，进行自我治疗。森田正马早就说过，对他的疗法予以很好理解的人，单靠读他的书或论文就可治愈。由此看来，推

🌀 森田疗法

广与普及森田疗法的知识，对身患精神卫生疾病的人是非常有益的。

2.3.1　门诊森田疗法

铃木知准认为，门诊医生要向患者解释神经质的发生机制，劝告他们对症状采取认同的现实态度，努力去做应该做的事情，就可以解除精神交互作用的恶性循环。为了得到显著的治疗效果，门诊疗法需要时间较长一些，要求患者耐心治疗。

门诊治疗的要点如下：

（1）对患者进行详细的身体检查，以排除有无躯体疾病，明确诊断神经质的病症；

（2）向病人解释神经质的发生机制，也称森田机制；

（3）指导患者接受自己的症状，不要一味企图排除它，对症状变化要"顺应自然"，同时带着症状"为所当为"；

（4）嘱咐患者不要向亲友谈论自己的症状，亲友也要表示出不爱听患者谈症状、不答复他们对病情诉说的看法；

（5）社交恐怖患者，不要回避与人会面，要积极主动参与社交活动，即使有症状，甚至感到不适，也要坚持下去；

（6）病人每天要写日记，通过日记，接受指导，以补充对话之不足；

（7）每周治疗一次，每次一小时左右。

2.3.2　住院森田疗法

在森田疗法的适应症中，已谈道：对于症状比较轻的患者，如果对正常生活影响不大，可以让他们读书治疗或门诊治疗。对于症状比较重的患者，如果影响到日常生活的正常进行，应采取住院治疗。

住院治疗的禁忌症：

（1）严重的躯体病合并症或严重的躯体衰弱者；

（2）精神病、癔病、严重抑郁伴有自杀企图者，控制冲动力差，曾有过暴力、犯罪、性变态等行为者；

（3）对焦虑忍耐性不强而借助药物、酒精来解决问题者；

（4）生活自理能力差，日常生活都要依赖家人者及 14 岁以下少年；

（5）由家属劝告而来，本人无求治动机者。

以上五种类型患者暂不能接受住院森田疗法。

住院治疗一般分为四期：

第一期：绝对卧床期，一般 7 天。隔离患者，禁止会面、谈话、读书、吸烟以及其他所有的安慰。病人除饮食、排便外，令其绝对卧床。这时病人自然会出现各种想法，尤其是对疾病的烦恼、苦闷，这样会使病情暂时加重而难以忍受。

对此不采取任何治疗措施，告诉患者，症状、焦虑和烦闷的出现系正常反应，就让它顺应自然，存在下去。原则上对患者的症状采取不问的态度，目的是使患者养成接受症状、接受焦虑的态度，同时激活患者生的欲望及活动欲望。

第二期：轻工作期，一般 3 天。仍禁止交际，晚间卧床 8 小时左右，白天到户外散步，并开始让患者书写日记。

第三期：重工作期，一般 1—4 周。进行稍重一些的劳动，如园艺活动、木工、手艺、割草等，可以读书，包括森田疗法的书。在这期间，患者由于工作，自然出现注意外界的态度，体验到工作的愉快，培养其忍耐力，完成"顺应自然，为所当为"的体验。

第四期：社会实践期，一般 1—2 周。根据需要让其外出，进行复杂的实际生活，晚间回医院休息，这也是出院准备期。

要顺利完成上述治疗，稳定的医患关系是很重要的。医生每周与患者交谈 1—2 次，每天批改他们的日记。森田疗法是一种再教育、再适应，医生与患者之间要互相信赖、互相了解、互相配合，以达到陶冶素质、消除或减轻症状的目的。患者不可能在短期内脱胎换骨，症状可能反反复复，要不断重温森田疗法的原理。指导患者，让他明确，与其费尽心思去消除症状，不如不管症状，集中力量过平常而有建设性的生活，即"顺应自然，为所当为"。这样会收到"不治自治"的效果，而且可以提高生活质量。森田正马说："经他治疗的病人，不但症状消失，而且成为更加活跃的事业活动家，生活中更能忍受艰难，更能适应环境的变化。"这便是："失败是成功之母"、"吃一堑长一智"。

2.4　森田疗法的基本技术

2.4.1　解释发病机制

针对病情向患者解释神经症的发病机制，也称"森田机制"，是治疗的关键所在，无论是门诊治疗还是住院治疗，都是很重要的。下面将举例说明。

A. 用森田机制解释神经症性失眠

失眠是神经症最常见的症状之一，也是神经症恶化的一种原因。失眠的原因是多方面的，但神经症性失眠的原因首先是精神交互作用，偶尔失眠是正常人也不可避免的，但神经质的人在第一次体验失眠的痛苦后，就患了"失眠恐怖症"。晚间上床后，担心失眠，过分地注意自己的精神活动，痛苦地体验失眠，人为地去"追求"睡眠，例如采取默读数字或做深呼吸等方法，这样睡眠的自然进程受到了人为的干扰。结果是越怕睡不着，就越是睡不着。打开电灯一看，已经深夜2点了，更加焦虑起来。于是关上电灯，用劲闭上眼睛，强迫自己赶快入睡，形成焦虑与失眠的恶性循环，影响了正常的睡眠进程。另外，神经症患者在上床后往往有强迫性思维的情况，一念未息，新念又起，杂念丛生，欲罢不能，为之苦恼，影响入眠。消除精神交互作用及强迫性思维的唯一方法就是"听其自然"。首先是不怕失眠，也不去人为地强求睡眠。这样，精神自然会放松，放松有助于入眠。所以，不怕失眠的人，不会长期失眠。出现强迫性思维时，不要加以抵制，任其"自然流动，无所居心"，安然地躺着。强迫性思维就会自生自灭，人不知不觉地进入梦乡。

B. 用森田机制解释恐怖症

恐怖症种类很多，但恐怖症患者多具有神经质性格倾向。由于某种诱因而出现一过性恐怖情绪时，如果不特别在意，常可自行消失。但有神经质倾向的人，认为自己不应该有这种情绪，企图用意志克服这种情绪，从而引起对自己恐怖感觉的特别注意，注意与感觉不断地交互作用，使恐怖感觉越来越强化、泛化，陷入恶性循环状态，出现回避行为。实际上，患者这时所害怕的是自己的恐怖感觉。治疗方法就是让患者对自己的恐怖感觉要"听其自然"，行为上千万不要逃避，要任凭恐怖起伏，甘心带着恐怖生活。当患者真正直面自己的恐怖感觉时，恐怖情绪往往在半小时后，逐渐弱化、消失。

C. 用森田机制解释口吃

偶尔出现口吃→引起自我注意→企图克服口吃→口吃加剧→越想克服→越是加剧——这便形成了口吃的恶性循环状态。

如能对口吃"听其自然"，甘心让它出现，并勇于在众人面前"献丑"说话，口吃反而减轻以至消除。

2.4.2　日记指导

森田疗法的日记指导是非常重要的，也是住院治疗不可缺少的过程之一。其一是作为交流的一种补充，其二是作为重要的临床资料，是治疗者与患者的间接交流方式。治疗者要灵活运用森田理论，有针对性地进行具体指导，以促使患者端正人生态度、病态心理及转变错误应对方式，消除以前对疾病的种种臆断和误解，从而达到康复的目的。有时不分具体情况地用"顺应自然"进行说教，不如有针对性地用通俗易懂的语言解释，这样会使患者更容易接受。患者在日记中记述自己的病情变化和治疗体会，便于医生给予适当的指示，针对其错误的认知和行动，反复使用森田治疗格言：如"顺应自然地生活"、"顺应自然，为所当为"、"思想矛盾，事实唯真"、"杂念即无想"、"不安心即安心"、"欲以一波消一波，千波万波连接起"、"欲治不治，不治自治"、"求不可得"、"努力即幸福"、"流汗悟道"、

"服从自然，柔顺境遇"、"日新，又日新"、"无可，无不可"、"烦闷即解脱"等。通过这些简明的治疗格言，将森田疗法的治疗理念耐心地教给患者，对患者的治疗有指导性效用。患者也可以找到特别适合于自己的格言作为自己的座右铭。例如，有位强迫症的患者，对自己的强迫观念采取了"花开花落两由之"的应对态度。患者找到适应他自己的应对方式后，强迫症逐渐得到缓解。还有的患者对自己的症状采取"见怪不怪，其怪自败"的应对方式，效果也很好。我们在重作业期，要求患者在日记中尽量不要记述自己的症状和烦恼，只记录每天的活动内容和感受。目的是打破对症状的"注意固着状态"，培养"不管症状，只管作业"的正确生活态度。

2.5　森田疗法及其地位

如前所说，森田疗法（Morita Therapy）是由日本人森田正马医学博士，于 1919 年前后创立的。他以"顺应自然"，"为所当为"的东方哲学为理论基础，加之自身神经质素质和内省性强的性格，历经反复临床治疗、实践、探索、研究、总结而逐渐形成一种独特的心理疗法。主要医治神经症，其特点是不使用药物、不问症状。所谓不问症状，是指对患者所说的症状采取不予关注的态度，策略地避开，引导患者过平常人的生活，用行动让患者养成健康人的思维规律，劝其做应该做之事。关于不问症状之说，如不加说明，易产生误会，例如：医生不问症状，又如何判断患者罹患那种疾病？若从精神医学角度而言，即不主动提及引起患者病症之因素，可减少精神交互作用。通俗而言，不触及引起患者烦恼的根源，可避免患者恶性循环。

不使用药物、不问症状，这便是森田疗法有效克服患者执著症状的法宝，从而治愈神经症及相关疾病。有鉴于此，后人又称其为体验疗法、行为疗法、森田心理疗法等。其疗法业已得到日本国内外医学界好评。森田正马生前对其治疗方法，只是在实践中认为有效，并没有为其起过正式名称。后人实施时，认为称其为"森田疗法"最为贴切不过，从此便在国内外通用该名称。

换言之，森田疗法是森田正马在总结国内外心理治疗方法的基础上，创立的一种具有独特东方哲学特色和人生理论的有效疗法，它可以与公认的精神分析疗法、行为疗法相提并论。

森田疗法自创立以来，以其对神经症治疗所取得的满意的临床疗效，而引起学术界广泛的关注和重视，并已在世界范围内获得好评，西方人甚至称森田正马是"东方的弗洛伊德"。

众所周知，弗洛伊德全名西格蒙德·弗洛伊德（Freud, Sigmund），1856年5月6日出生在奥属摩拉维亚的弗赖堡（现属捷克斯洛伐克）的一个中产阶级家庭，父母都是犹太人。弗洛伊德是奥地利医生，系心理学领域的新学派——精神分析学的奠基人。弗洛伊德在人类行为学方面提出了不少革命性但颇有争议的观点。他还为治疗疾病的行为建立了一套新的体系。1939年9月23日在伦敦病故，享年83岁。

森田正马培养了不少得意门生，高良武久就是其中一位。他赞誉其恩师能够独树一帜，创造出自成体系的神经症治疗理论。为此，他把这一有效的心理治疗方法介绍给医学界，弘扬了森田疗法，具有划时代意义。

1983年日本森田疗法学会正式成立，第一任会长是高良武久教授，第二任会长是大原健士郎教授，他们继承并发展了森田疗法，同时将该疗法的适应症扩展到神经症以外的精神疾病、人格障碍、酒精依赖症等治疗领域，并且已广泛应用于使正常人适应现代生活及改善生活质量之中，对预防心理、精神障碍方面疾病也颇有裨益。

目前，森田疗法不仅风行于日本，而且也受到中国及欧美学者的关注。雷诺氏（David Reynolds）将森田疗法介绍到美国，并应用于神经症的治疗中。

国际森田疗法学会于1991年成立。1992年在中国召开了首届森

🎵 森田疗法

田疗法研讨会。1994 年 4 月底，第三届国际森田疗法大会在北京国际会议中心召开，来自世界 14 个国家的 300 多名代表就森田疗法的研究及应用情况进行了广泛而深入的学术交流。

1992 年，中国森田疗法学会成立，可以预计，森田疗法在我国及世界各地将会得到更广泛的应用、发展。因为不少精神学科的医生、学者在探讨用森田疗法医治神经症以外的疾患，抑郁症自不待言，就连生命的顽疾癌症，也用它试做治疗，人们寄森田疗法以很大期待。

3

森田疗法的适应症
——神经质症

如前所述，神经质症是森田疗法的适应症。正如大家所知，森田疗法的称谓是在森田正马逝世以后，其弟子们命名的。森田正马在世时，称其为神经质症疗法，其实质是一样的。

3.1 神经质症的常见症状

谈到神经质症的症状，在人体表现之多是任何其他一种疾病无法比拟的。除去本文要列举的 18 种之外，究竟还有多少症状，的确很难说清楚。由此可知，神经质症患者之多，情况之复杂非同一般。同一种疾病，有如此多种多样的症状，不易被人们所接受，然而临床已证明确实存在。但是，我们仔细分析患者各自的性格、症状发生的经过以及患者本人对症状所持的态度之后，便可以明白，这些症状虽然形式不同，但万变不离其宗，都出自于同一种心理因素，所以完全可以把它统称为神经质症。

神经质症者阅读本书时，大可不必担心自己的症状在本文中没有提及而得不到治疗，如叙述对人恐怖的内容，可供不洁恐怖的患者参考，有关头重感的内容，可供失眠症患者参考等。当然也不要因为这些症状能对号入座而惧怕，因为这种疾病是可防可治的。希望患者在阅读时，注意理解其真谛之所在。

由于患者情况各异，神经质症的症状相当复杂，如有人只有一种症状，也有人同时有两种以上的症状；有人开始患对人恐怖，以后逐渐转变为疾病恐怖；有人带着症状竟然生活了十几年，也有人从几个月前甚至几天前才出现症状等。神经质症与其他疾病不同，不会因为是慢性的固定状态而成为不治之症。患者不必顾虑久病缠身而无法治愈，当务之急是及时接受治疗。否则，症状持续越久，对其正常的社会生活影响就越大，不言而喻，患者也就更加苦恼。

本章所列的神经质症的症状，只是最常见的一部分，恕只就症状本身进行说明，在此略去症状发生的原因及其顽固存在的理由。

3.1.1 疾病恐怖

疾病恐怖是神经质症中患病率较高的一种。疾病恐怖患者，一般自认为所患的疾病有艾滋病、精神病、癌、性病、胃肠病、急性传染病、高血压、心脏病等。当然，一般人都对自己的身体健康十分注意，但神经质症患者的一大特点是他并不注意整体的健康状况，而只注重自己身体某一部位患有疾病。他们是杯弓蛇影，朝思暮想，不得安宁。有的患者请求医生给予治疗，做了CT检查、心电图、血尿化验等，结果没有发现任何异常，但还是放心不下、忐忑不安。患者顽固地认为自己患了某种疾病，坚持要接受治疗。还有的患者已知道自己现在没有患病，却坚信将来一定会罹患这种疾病，因此对其日常生活造成极大的负担。如有位学生，听说高中入学考核要检查身体，同时也要检查生殖器，便极其害怕患上性病，甚至对使用公共厕所也认为非常可怕。即使在自己家里如厕，也要事先极其认真地把手洗干净。这个学生去上学，中途要经过一所性病医院，每次路过那里便害怕得要命，最后只得绕道而去。

另有一位艾滋病恐怖患者，读了各种医学书，坚信自己患有艾滋病，反复几次做了血液检查，结果没有发现任何问题。患者还是不放心，对自己患有艾滋病坚信不疑。

疾病恐怖中最多的是高血压恐怖。这类症状多来自医生的不当警

告，医生忽略了患者的心理感受。如患者的血压稍微有些偏高，医生便警告其注意预防半身不遂，从此患者便担心随时都可能患脑溢血，终于不敢一个人出门。有一位患者，因心神不定，情绪焦躁，请一位医生诊治，结果查出有轻微动脉硬化，便当即告诉他必须注意预防脑溢血。这位患者由此患了昏厥恐怖，连走路也轻步轻挪，自然不可能正常地工作。该患者到森田疗法医院进行住院治疗，没用一片药，让其从早到晚进行体力劳动三个星期，疾病痊愈，连他本人也感到惊奇。这类由于医生的不当警告而引起的症状，被称作医源性神经质症。

另外，还有流感恐怖患者，他们每天都测量体温，一旦发现接近37℃，就立刻停止工作。有的人害怕流感，一年四季都戴着口罩，有的人一和别人有过接触，就立即把一个一个手指洗干净。有的患者本没有任何胃肠病，但患者本人却坚信自己患有胃溃疡，数年间一直接受严格的食物疗法，但到森田疗法医院治疗，从入院之日起，一直给他普通的饮食，也未出现任何不适，这连患者本人也感到不可思议，后文所谈到的冈本常男就是一个典型病例。由此可知，接受森田疗法对症治疗才会有理想疗效。

3.1.2 对人恐怖

对人恐怖（中国称社交恐怖）是一种强迫观念，患病率较高。患者与人接触感到苦恼。当然，谁都有可能具有某种程度的对人恐怖，但发展为神经质症时，其恐怖、痛苦的程度已经相当之深，以至于回避与人再接触，这就对日常生活造成严重的障碍。

对人恐怖又可细分为许多种，其中最常见的是脸红恐怖。一般人在大众面前时，经常会由于害羞或不好意思而脸红，但对人恐怖的患者却对此过度焦虑，感到人前脸红是十分羞耻的事情，最后则发展为非常畏惧出现在他人面前。患者一直努力掩饰自己的对人恐怖，总想尽量避免被人觉察脸红，并因此而十分苦恼。正因为如此，患者在乘公共汽车时，担心自己处在众人注视之下，终于连公共汽车也不敢乘坐。例如有位对人恐怖的学生患者，因为上学乘坐电车感到见人痛苦，所以总是在别人上完车以后，公共汽车即将开动时，才匆匆登上车去，用此方法避开人们的视线。乘车后如果坐下来，会与他人正面相对，便干脆站在车门口设法隐藏住自己的面孔。又如一位学生患者，因为对人恐怖不能乘公共汽车，只好坐出租汽车或者干脆步行去上学。在必须乘公共汽车前往时，便事先喝上一杯酒，使别人认为自己脸红是喝酒所致，以此自我安慰。有的患者拼命奔跑，急匆匆乘上车，解开衣服的纽扣，取下帽子来扇风，让别人相信他脸红是由奔跑所致，以掩饰脸红。还有一位患有对人恐怖的医生，为了掩饰见人脸红，便佩戴红色领带。也有患者为了缩小脸红的面积，而留起胡须。有一位著名的雕刻家患者，在与人谈话时感到脸红，便借故小便暂时离开座位。这一类患者甚至连向别人问路也感到羞愧，宁肯一个人躲在无人之处去查看地图，即使多花宝贵时间也心甘情愿。

上述症状在正常人看来似乎很可笑，但对患者来说却像落入地狱般痛苦不堪。他们觉得不治好对人恐怖症状，一切为人处世等都无从谈起。有一名患者，当听到别人说他气色很好看时，也感到是在耻笑他脸红，因而感到非常烦闷。患者把被别人发现自己的脸红当作最痛苦的事情，便讨厌参加一切与人交往的活动，事事采取回避不见的态度。

在对人恐怖症状中，还有视线恐怖。患者主诉与别人见面时不能正视对方，自己的视线与对方视线相遇就感到非常难堪，以至于眼睛不知看哪儿才好。患者一味注意对方视线，并非常着急，强迫自己稳住神儿，但往往事与愿违，终于不能集中精力与对方交谈，谈话前言不搭后语。由于过度紧张，往往容易失态。

有的视线恐怖患者与许多人同在一个房间时，他并不注意自己对面的人，而是十分注意旁边他人的视线，或因为自己的视线朝向旁边而感到不快，导致精力无法集中。有个学生患者在上课时，总是注意坐在自己旁边的同学，或是感到旁边的同学在注视自己，当然影响聚精会神听课。

表情恐怖也是对人恐怖的一种。患者总是担心自己的面部表情会引起别人反感，或者认为因此而被人看不起，对此惶恐不安。表情恐怖多与眼神有关。患者认为自己的眼神令其他人生畏，或认为自己的眼神毫无光彩等。有一位表情恐怖患者，他固执地认为自己的眼睛过大，黑眼球突出，这种样子被人瞧不起。他又认为自己的表情经常是一副生气的样子，肯定会给别人带来不快。他苦思冥想，竟然想到用橡皮膏贴住眼角，认为这样就会使眼睛变小，但这样做眼睛承受极大的拉力，非常痛苦，也很难坚持。最后，患者决心做眼睛的手术，当然没有一个眼科医生会答应给他做这样的手术。还有一位患者，他认为自己总是眼泪汪汪，样子肯定很丑陋，他找大夫商量是否要切除泪腺。另有一位公务员，他主观认为自己说话时嘴唇歪斜，给人带来不快，竟然因此而考虑辞职。有的患者则认为自己笑时却是一副哭丧相；有的患者则认为自己眉毛、鼻子长得是一副病态的样子；有个女学生在别人开玩笑时，听说自己的脸长得像个假面具，从此便对自己的面孔倍加注意，不知如何是好，最后甚至不愿见人了。

此外，有的患者在异性或众人面前便感到极大的压迫感，不知所措，连话也说不出来；有的患者总是注意自己旁边的人，甚至在看电影或在听课时，也因此对电影或课程的内容视而不见、听而不闻。

总之，对人恐怖的病例举不胜举。这类患者有一个共同点，就是认为别人注意到自己的脸红或表情。这些症状正是自己的弱点，认为已被人看破，因此非常痛苦，无法解脱。有趣的是，这种病即使患者最密切的朋友，往往也很难发现患者的苦衷。而与患者初次见面的人或公共汽车上的乘客，就更不可能发现患者的症状了。但是，患者往往对自己的症状深信不疑，这就是典型的神经质症。一般说来，患者十分固执，很难听信别人对其症状的解释、说明。

3.1.3 胃肠神经症

这类症状一般都到内科诊治，但是真正的胃肠神经症，却是森田正马所创立的森田疗法最容易治愈的病症。关于这种病症，患者主要症状有胃肠功能低下，摄入的食物长时间滞留引起胃部不适、胃疼等现象，也有的患者出现呕吐感、腹泻、便秘、腹胀等症状，甚至还有将吃下的食物重新回到口中做反刍的怪癖。有的患者被诊断为胃下垂，长期接受食物疗法及药物疗法，结果丝毫不见好转。经 X 光透视可看出，这类患者中，只有极少数人确有轻微的胃下垂现象，但大多数人胃部无异常。即使在有胃下垂的少数病人中，患者身体的胃下垂与心理神经症也没有直接的关系。用森田疗法能彻底治好患者的神经质症，但患者的胃下垂并未能解决，实际上患者的健康已基本恢复正常。有一位患者，他被内科诊断为胃下垂，连续两年接受食物疗法及药物疗法，结果患者身体非常消瘦。他到森田疗法医院以后，立即改用普通饮食，停止食物及药物疗法，只针对其神经质症实施治疗，50 天后，患者体重增加了 11 公斤，胃下垂的症状也完全消失。这类患者大多长期对自己的胃肠过度注意，引起饮食神经过敏，就是这种心理作用影响了食欲，使消化液分泌减少，胃肠蠕动也发生变化，引发了真正的消化不良。对这种症状采用森田疗法当然见效，而采用食物疗法和药物疗法之所以收效甚微，就因为其未触及真正的病根，即缺乏针对性。

3.1.4 失眠症

失眠症也是最为常见的心理障碍疾病。这里所指的是由于神经症引起的失眠，至于因某种内科疾病引起的失眠，则另当别论。神经性失眠，多数由于抑郁症和神经质症引发。失眠症由于个人情况不同症状也相当复杂。有的入睡困难，有的易惊醒，还有的早醒后再难重新入睡，也有的人表现为整个睡眠都处在浅睡或多梦状态等。其中以难以入睡者最多。

这类人都会害怕失眠，一上床便处在失眠恐怖状态，简直把夜晚当成无法战胜的恶魔。患者往往煞费苦心地设法保持睡眠，如服用安眠药，睡前做体育锻炼、洗澡或用热水洗脚等，以使头部血流量下降。也有的患者使用特殊的枕头，为了安神而进行腹式深呼吸或数数字等。更有甚者，把一切认为妨碍睡眠的东西统统取缔。如有的患者，听到钟表的声音会妨碍睡眠，就干脆关闭钟表让其停走；有的患者一定要住在装有隔音设备听不到广播的房间里；还有的患者听到下雨的声音就影响睡眠，经常半夜起来在雨水滴落的地方，铺上草垫子等消音。患者都极端害怕失眠，自己认定一睡不好觉，第二天就会疲劳，精神不振，无法工作。同时他们也认定只要睡好觉，则一切问题都会迎刃而解。这样一来，睡眠成了患者最担心的头等大事，正因如此，患者就更加惧怕失眠。

3.1.5　昏厥恐怖与头重、头痛、头脑不清

A. 昏厥恐怖

患者由于某种偶然的因素而感到头晕，或听说自己的血压稍有偏高，就担心会出现脑溢血而突然昏厥，因此恐惧万分，想到突然昏厥十分危险，结果根本不敢单人外出。

B. 头重、头痛、头脑不清

患者一般主诉有头重感，头上像压着某种盖子，大脑像一盆糨糊，混浊不清。患者不能有条理地考虑问题，与异性谈话时，也很难准确地理解对方的意思。也有的患者伴有头痛，这种头痛并非激烈难忍的疼痛，而是整个头部的钝痛。这类症状多与天气变化有关，有的发生在阴霾深沉的天气，有的在阳光普照的白昼特别严重，有的多在早上发病，也有的多在黄昏时发病等，情况不一。

有的患者在学习时，感到思路不清，便认为这种状态是不可能学好的，结果因为精力无法集中，而严重影响了学习效果。还有，由于担心学习会使头脑更加混沌，患者情绪低落，精神沮丧，解决这一问题自然成了患者最强烈的愿望。为此，他们也绞尽了脑汁，开始接受药物治疗，在头上作冷敷等。他们听说头脑不清的疾病出于鼻腔、眼睛或胃肠等部位，便立即要求对这些部位进行治疗，当然，这些努力终究毫无结果。这里必须指出，这类患者在看自己非常入迷的小说、电视、电影，或观看精彩的体育比赛时，便全然忘却了自己头重、头

痛、混沌等症状，与正常人完全一样，但过后又依然如故。由此也可证明这些症状是心理作用。[①]

3.1.6 性功能神经症

性功能因人而异，有的性欲较强，有的则比较弱，这与食欲的强弱道理相同，但是分析个人的身体状况和精神因素对性欲的影响，性欲比食欲更容易发生变化。因此，许多人会偶然地出现梦遗、早泄、勃起不全、快感减退等现象，这些对一般人来说，并没有什么奇怪，也不是疾病。但神经质症患者往往劣等感极强，而且有强烈的完美主义。他不认为这是暂时的，而立即坚信自己已患上了疾病，接着便认为自己早已不是真正的男子，因此而痛苦异常。患者越注意自己的性功能，性功能就越发不正常，致使患者本人更加痛苦。为此，患者试图注射激素来调整性机能，但这种纯粹由于心理因素引起的症状是不可能用激素治愈的。医生认为所谓性神经衰弱，不可使用激素恢复疗法。

有这样一个病例：患者为 52 岁男子，主诉性欲减退，勃起不全，在一年半时间内，连续注射一百多次性激素，但效果只达到暗示作用的程度，暗示作用只是暂时的，没有解决任何本质性问题。患者便四处奔走求医，仍未治愈。这一类患者除主诉有性功能异常之外，还时常伴有疲劳症、头重、记忆力减退、对人恐怖等各种神经质症状。可以认为，这些症状均与性功能神经症有关。另外，还有部分患者认定这种性功能神经症是由手淫引起的，这种症状可称作手淫恐怖。患者都有手淫史，以后在通俗医学书籍或报纸广告上，看到了手淫的危害，便产生了强烈的恐惧感，认定自己已经因手淫患上性功能神经症。当然，经常有手淫行为会产生疲劳感，但正常人自己会很自然地对这种行为加以节制，即人能自然调节。一般而言，由手淫引起的心身衰弱可不视为病态。神经质症患者的手

---

① 高良武久：《森田精神疗法——顺应自然的人学》，白扬社 1976 年版，第 8 页。

淫次数并不多于正常人，即使青年患者也很少超过每周两次，这种频度不会引起过重的疲劳，可见神经质症患者的症状是其心理因素在起作用。

生殖器短小恐怖也是常见的此类症状之一。患者固执地认为自己的生殖器过短或过小，又进一步认为自己的一切缺陷都由此而来，为此陷入极端的痛苦之中。但是，医师检查了患者的生殖器，绝大多数并无任何异常。可以说，阴茎的大小因人而异，略有差异，生殖器短小恐怖症患者的生殖器并非特别短小，即使稍微有点短小，也在生理的正常范围内，不应视为病态。但是，神经质症患者把注意力集中于此，确信不疑，自己根本不能从这种观念中解脱出来。对这类患者一般医生也同样使用性激素，按照报纸上登的广告，使用了各种治疗器具等。但如果患者的神经质症得不到医治，则用其他任何方法也不可能治好其生殖器短小恐怖的症状。有一名患者，因患生殖器短小恐怖，十几年不能到公共浴室洗澡，虽然接受过各种治疗，但毫无效果。当运用神经质症疗法对其治疗，很快使患者消除了症状，最后也有勇气到公共浴室洗澡了。

与泌尿系统有关的还有尿频。患者刚刚排完尿，只一会儿便又想排尿。患者的注意力过多地集中在排尿上，终日心不在焉，影响了正常的生活。当然，这种症状必须首先排除膀胱等泌尿器官发生病变的可能，但有的患者膀胱并无异常，却一天要小便几十次，每次尿量甚少，这就是典型的把注意力过度地集中到排尿上，从而引起的尿频神经质症状。还有一类患者，在车站等公共厕所与多人一起小便时，便很难顺利地排尿，这是由于他急于离开公共厕所，而引起括约肌紧张，不能放松造成的，这也是一种由心理因素引起的神经质症状。这类患者经过短时间对神经质进行治疗，就可痊愈。

3.1.7 疲劳亢进

患者从事某种工作，很短时间就感到疲劳，使工作难以持续。这

森田疗法

类患者坚信自己的疲劳是一种病态，甚至在开始工作之前，就已经预感到马上会疲劳，所以，身体稍有不适，就感到疲惫不堪，患者也因此大大降低了工作效率，或干脆无法工作，这便是疲劳亢进。疲劳亢进患者到森田疗法医院接受治疗，在医生的指导下，彻底克服了心理障碍，完全可以从早到晚不停地从事正常的工作。患者了解自己并非真正的神经衰弱，从而获得医治，使自己从痛苦中解脱出来。已有大量的治愈病例，但也有特殊情况。如果患者本人不能在我们的指导下坚持下去，那就不能得到克服心理障碍的自信心，也就很难得到彻底的治愈。

3.1.8 杂念恐怖

杂念恐怖患者以在校学生居多。患者要读书，却在头脑中出现了各种杂念，对读书造成严重的干扰。患者努力排除杂念，集中精神，结果却是适得其反，患者更是焦虑不安，坐卧不宁，使正常的学习无法进行。有的患者主诉在学习数学时，头脑中总是出现语文的内容，不得已只好先学语文，但拿起语文书之后又想起化学，结果化学的内容又干扰了学语文，最后忙忙乱乱，什么也没有学好。有位学生给医生写信谈到，他为准备考试而复习时，在复习数学时，突然想起一个英文单词不会拼，只好暂时停下数学，去查英文词典。查完词典想继续复习数学，又想起历史课中第一次世界大战的年代忘却了，又去查书弄清，结果什么也没有复习好。

除学生患者外，还有大量的普通患者诉说自己注意力不集中、思维混乱、理解不良等各种症状，使工作、学习无法进行。

3.1.9 不完善恐怖

不完善恐怖患者有一种强烈的感觉，即对自己所做的任何一件事情都感到不完善，对这些事情的正确与否感到怀疑，缺乏自信心。如患者写了一封信，将它装入信封后封好，总觉得没写对方的名字；只好拆开信封检查，待重新封好后，又觉得写错了日期。甚至在发信时，对信是否确实投进邮筒也不放心，三番五次地检查。

38

最后又觉得信是否确实已投进了邮筒？接着又突然想起可能没贴邮票，为此心里又不安起来。有的患者对自己确实已做过的事情也感到怀疑。譬如一位患者刚洗完澡不久，便再三问别人，自己是不是真的已洗过澡了。就连浴盆上的盖子是否盖好也必须认真检查才放心。

有一位学生，寒冬季节，他在隔壁房间装了一个煤气炉，便对煤气炉倍加注意起来。夜里躺下后总是不放心，竟然不顾寒冷每夜起来四五次检查煤气阀门是否关紧，即使这样，仍然不能安心睡眠。

还有的患者，锁门时必须反复检查几次，对自己写的文件反复阅读几遍也不能放心交稿等。

3.1.10　不洁恐怖

这类症状往往与艾滋病恐怖、传染病恐怖等同时发生。患者直接用手接触某种物体后，立刻感到沾上了脏东西，也可能沾染了病菌并因此忧心忡忡，甚至不敢扶公共汽车上的扶手，对来访的客人用过的坐垫，也要拿到阳光下消毒。如果患者直接用手接触了某物，必须立刻用无菌巾等对手进行清洁消毒。患者一天要洗几十次手，每到冬天，手便干燥皲裂。患者上厕所时要尽量把衣服脱掉之后才去，大便一次竟然要用十几张卫生纸。有的患者对自己使用的餐具一定要进行严格的煮沸消毒，有的患者洗一双袜子竟然要花费几个小时。这样，患者终日生活在不洁恐怖之中，工作根本无法进行。

3.1.11　不吉祥恐怖

患者对各种事情都特别注意其吉凶，因此对其正常的生活带来极大的不便。如以数字为例，日语中"四"与"死"发音相同，所以有的患者认为"四"不吉利而"三"最好，结果，做任何事情都要避开四，如四次、四张、四度等。更有甚者，连这个数字的倍数也开始讨厌。如有人特别讨厌十三，竟然每月的十三号这一天什么事也不做。这种现象在一般人中间也时有发生，但这种人只是迷信而已，他们对此感觉不到任何痛苦。当然，这种相信迷信的人不能算作神经质症患者。真正的神经质症患者是注意迷信中的吉凶，同时又对相信迷信这一事情本身感到苦恼。有这样一个病例，他在洗澡之前用手试试洗澡水的温度，而且一定要用右手试三次，再用左手试三次，这才能放心入浴。此患者在上下楼梯时，步子一定要落在单数上，稍有不同，一定重新再走。他在做一件未做过的事情之前，一定要掰着手指数，当数到一个喜欢的数字时开始做事，否则宁可不做。患者相信万事有源，这当然十分不方便，患者自身却又无法从这种桎梏中解脱出来，因而痛苦不堪，前去医院接受治疗。这种迷信不祥但又对此感到痛苦的表现就是神经质的症状。如果迷信吉凶而本人并不感到痛苦，这只不过是单纯的迷信，完全是另外一种人，这种人也有积极进取的精神，当然不会接受什么治疗，也绝不会成为神经质疗法的治疗对象。

3.1.12　心脏神经症和焦虑性神经症

这种心脏神经症患病率较高，症状发作时，患者脉搏加快、心悸、有濒死感，所以患者非常害怕。家人也惊恐万状，会立即请来医生。有的病人，只要见到医生，症状立即消失，也有的病人要求医生打针、打点滴等。不管什么方式予以治疗，患者都希望立即见效。实际上，对这类心脏神经症患者，完全可不做任何处理，也不必惊慌，指导病人安静不动，症状很快就会消失。一般而言患者对心脏骤停极端恐惧，有人竟连续几年也不敢离家外出一步。在治疗此病症时，带领患者一起外出跑步，没有发现任何异常，这使患者本人也感到不可思议，其实就是因为这类患者是心脏神经症，并非器质性疾病。关于该病症的发病机制，简言之，是由于某种精神因素。患者确信自己的心脏有病变。这仍属于神经质症的症状，用神经质疗法完全可以治愈。但如果症状带有歇斯底里的性质则另当别论。与心脏神经症的症状相同的还有焦虑发作、呼吸停止恐怖发作等，这些症状可统称为发作性神经症或焦虑性神经症。这类患者中确有少部分人的心脏瓣膜出现病变，但亦不可排除其神经质症在其中所起的作用。所以应首先治疗其神经质症，这样，即使患者的心脏瓣膜病变依然存在，也完全可以将其脉搏增快的发作次数减至最少，使其恐怖程度减至最轻。这类神经症焦虑厉害的，称其为焦虑性神经症。又因为症状只在发作时才出现，亦可称为发作性神经症。症状发作时，除不安外，还伴有颈、肩部酸痛，手脚发冷，有气上冲感、手脚颤抖等症状。多数患者对单独外出感到焦虑不安，特别对乘飞机、电车和公共汽车都感到害怕。

3.1.13　口吃恐怖

口吃恐怖也可归类于对人恐怖的一种。患者独自朗读时，没有什么异常，但是一出现在别人面前，谈话就难以顺利进行，开始时出现发音障碍的情况，或者才说到一半就说不下去，患者对此耿耿于怀、忧心忡忡。因为不能顺利地与人交谈而感到自己是个有缺陷的人，终日为此而烦恼。有一位患者，在接受治疗之前，在他人面前，几乎一句话也说不出，甚感尴尬，但接受治疗之后竟判若两人。当时他正赶上入学考试，开始还担心在主考老师面前说话不利落，但没想到考试时竟能极自然地对答如流，以良好的成绩通过了考试。

3.1.14　书写痉挛等

许多人在书写时，不能随心所欲地把字写好，经常出现手指发抖，即痉挛的现象。这就是书写痉挛。过去，这种症状被认为是神经系统出现的器质性病变，但后来发现，使用神经质疗法治疗此症可收到良好的治愈效果，从而确定书写痉挛也是神经质症状的一种。不言而喻，患者因痉挛而不能很好书写，自然感到非常痛苦。他们采取各种方法，如改变握笔姿势或改变纸放的位置，也做按摩、理疗等，但所有方法均收效甚微。另外，有的患者在使用手机时，在用手拿杯子喝茶时，在演奏乐器时，都感到手颤抖、痉挛，这些都属于神经质疗法的适应症。

3.1.15　嫌疑恐怖、犯罪恐怖、自杀恐怖等

由于某种误会，患者觉察到自己被别人怀疑为小偷，结果患者就觉得自己好像真的成了小偷似的，连百货商店、书店等也不敢前往。

在发生物品、金钱等被盗事件时，患者便感到自己成了别人的怀疑对象，非常害怕，每逢碰到这样的事情，就不知道如何是好。患者越是坐立不安，就越发觉得被人怀疑，心中更加惴惴不安。这就是典型的嫌疑恐怖。

有的患者害怕自己会手持利刃伤害别人，从此，每见到利刃之类的物品竟然唯恐躲之不及。有的患者害怕自己可能去放火，就连火柴也不敢碰。还有的患者见到异性，就害怕自己是否会出现不道德的乱伦行为，并因此而产生罪恶感，这是犯罪恐怖。

有的患者害怕自己产生自杀的念头，内心十分恐惧，见到凶器、绳子等就远远地躲开。有的害怕有卧轨自杀的念头，连火车、电车也不敢靠近，这便是自杀恐怖。

与此相反，有的患者在走过神社、寺院门前时，害怕自己玷污了神灵，因此不敢再从神社、寺院门前经过，而是绕道前往。这便是渎神恐怖。总之症状很多，不一而足。

3.1.16 体臭恐怖

体臭恐怖症也比较常见。患者总认为自己的口腔、腋下、生殖器、肛门等某个部位发出一种恶臭，并认为别人近前肯定会惹人讨厌，其中又以自认为从肛门发出臭气的患者为最多。到医院要求治疗的体臭恐怖患者之中，几乎没有体臭现象，患者却深信不疑。所以他们去内科、泌尿科、妇科等请求治疗。当然，患者到哪里也查不到任何体臭表现，而且，无论别人怎样告诉患者没有体臭的事实，患者都很难接受。这便是体臭恐怖症的一大特点。

这类患者在乘公共汽车或在其他公众场合时，倘若看到别人揉鼻子、把脸转向旁边，就立刻联想到肯定是自己的体臭给别人造成的反感。这种现象就是所谓的"牵联观念"。患者总是把本来是偶然发生与自己毫不相干的事情和自己联系起来，而且总是习惯地向坏处想象。患者在接受心理疗法之后，完全可以认识到这是自己的心理障碍，但在接受治疗之前却非常固执己见。

3.1.17 劣等感

具有神经质症状的人，一般都被劣等感所困扰，特别是对人恐怖患者这种倾向更强烈。甚至许多人并无其他明显的神经质症状，也常因劣等感而烦恼。患者做任何事情都缺乏自信，顽固地感到自己身心的一切都低人一等，因而无论做任何事情也不愿与别人合作，考虑问题极端保守。患者也不想发挥自己的才智，所以从外界看来似乎患者的确是低智力、低能力的人。

但是，这种人并非如此，在医生的正确指导下，可以做各种各样的事情。他们充分发挥了自己的能力，用事实有力地证明了自己本来就具有的良好素质。从另一个侧面分析，患者被劣等感所苦恼，不正是其具有进取心的佐证吗？只是因为他们的要求过高才出现了这种神经方面症状。

3.1.18 其他症状

神经质症的症状因人而异，不胜枚举。有的因眩晕恐怖而不敢走路，有的并无器质性病变，却因感到耳鸣而痛苦不堪，也有与眼有关的症状，如眼神疲劳等。

另外，有的患者害怕头发脱落成为秃头；有的过于注意自己口中的唾液，不知道该咽下去多少，留在口中多少；有的患者认定自己的眉毛、嘴唇长得丑陋不堪，为此感到苦恼；有的患者在看书时，因能看到自己的鼻子，便觉得鼻子成了看书的障碍物，并因此而无法读书；有的患者读书时，本来应看这一行，却总是注意到下一行，结果眼花缭乱，难以继续读下去；还有的患者在学习时，眼睛总是注意旁边的某个物体，精力不能集中到书本上，影响了学习等。

还有尖锐恐怖患者，每逢看到尖锐的物品，如玻璃碎片、针或者刀具等，立刻感到像是被这些利器所刺伤似的，于是惊恐万状，逃之夭夭。还有一种"非现实感"，这种症状不但出现在神经质症中，也可能出现在抑郁症等其他疾病中。患者对周围的一切都感到十分陌生，对一切都缺乏现实感，自己做某种动作也感到非常机械而体会不到有任何真正的快感。甚至有的患者主诉感觉不到自己的存在，只感到自身与客观世界彻底分离，似乎成为另外一种物质一样，患者为此苦恼万分。

这种症状倘若确诊为纯粹的神经质症状，可运用森田疗法给予治疗，但确实属于其他某种疾病的症状时，便需要进行相应的药物治疗。

综上所述，神经质症的症状名目繁多，不胜枚举，其中又以对人恐怖、失眠症、疾病恐怖、焦虑性神经症及与身体有关的症状最为常见。可以说患者恐怖的对象与其个人特殊的体验有关，内容多种多样，但是症状只是表面现象，神经质症发病的根本原因，逐渐固定的大致过程是基本相同的。因此，使用森田疗法对各种症状进行治疗的基本方针，以及要求患者应有的精神准备也大致相同。所以，本书的读者，也许有人想从书中找出与自己完全相同的症状，否则就担心没有参考价值，我们认为这种担心是没有必要的。

3.2 神经质症的发病机理

正如大家所知，森田疗法是治疗神经质的好方法。森田正马提出了"神经质"这一概念，取代了当时称之为"神经衰弱"的说法。他将神经症分为神经质和歇斯底里症两大类别。既然神经质系一种疾病，后人便加了个"症"字，称其为神经质症。神经质属森田疗法的适应症，后来适应症不断扩大，医学界将其适应症改称为神经症。

那么，神经质症是怎样罹患的？如何防患于未然？以下内容会告诉您。

3.2.1 疑病素质论

森田正马认为，神经质发生的基础是某种共同的素质倾向，称为疑病素质，指精神上表现为一种疑病性基调，其表现如下：

（1）精神内向：精神内向是指精神活动偏重于自我内省，专注、固着于自身，对身体的异常、精神的不快等特别在意，并为此而担心，不能释怀，被自我内省所束缚，甚至陷入自我束缚状态。

精神外向是指精神活动趋向外界，追逐外在的事物，目的明确，对人热情，常因热衷于事业上的追求而忽视个人健康，有时表现出轻浮。弗洛伊德曾说过："精神内向者易患神经症，精神外向者易患歇斯底里。"

（2）内省力强：内省力是指自我反省、自我批判的一种能力，这种能力在人格成熟上起着重要的作用，是不可缺少的一种能力，一个有丰富涵养人格的人是会对自己过去不断反省的。但这种能力太过头也会出现副作用，即过犹不及。如过于注重检讨自己的缺点和弱点，容易成为神经质症的温床。

（3）求全欲过强：神经质者求全欲过强，是观念上的完美主义，事事苛求完美，容易在理想与现实之间形成冲突，导致适应性不安，从而诱发神经症。但这种人是奋进型，如努力方向正确，常常获得事业上的成功。

（4）疑病倾向：也称为疑病性基调，即害怕得病的倾向，并且"始终放在心上"。这是人人都有的一种倾向，只不过神经质的人表现程度过强而已。森田正马认为神经质是一种先天性素质，侧重于内省，很容易形成疑病的气质。

（5）过分敏感：神经质者具有比一般人更敏锐的感受性，其自身丰富的感受性给生活带来积极作用，这在工作、艺术、自然观赏方面是不可缺少的。敏感的感受性能使人觉察到微细的变化，但是内向而敏感的人，对自身的不适及情感变化也会过分敏感，容易导致疑病倾向。而且对生活中发生的事件，容易出现过度反应的倾向，从而引起神经质症，感到精神痛苦。

3.2.2 精神交互作用

所谓精神交互作用，是指对于某种感觉，如果集中注意它，这种感觉就变为敏感，如此这般，使注意力固着在这个感觉上，感觉与注意力持续地交互作用，使这个感觉如滚雪球似的，变为越来越过敏的精神过程，这就是精神交互作用。例如：有人平时并不注意自己心脏的工作情况，如果偶尔看到有人因心脏病发作而死去，人们一般都会产生很大的恐怖感。有的人也许会想："我将来也会这样吧?"从而焦虑地注意自己的心脏，这样便会引起心悸，进一步发展会引起心脏神经症。又如：神经性头痛，由于紧张或疲劳可出现头部异常感觉，本人如果为此而焦虑，过度注意这种异常感觉，导致注意固着状态，就会形成所谓"习惯性头痛"，这就是精神交互作用。

3.2.3 思想矛盾

思想矛盾即心理冲突，主要指"应该如此"与"事实如此"之间的矛盾。这里的事实也包括身心内的自然事实，如情感、意念等。例如从道理上认识到世界上没有鬼，但夜间走过坟地时照样会感到害怕、恐惧。单靠理智上的理解是不解决问题的。又如学生听课时心里明知不应走神，但还是有走神的现象发生。这些精神现象是不以人的意志为转移的，企图用意志来克服，必然会导致内心冲突，这便是思想矛盾。

3.2.4 精神拮抗作用

森田正马认为，人的精神活动也存在一种类似屈伸肌相互调节的拮抗作用。例如当我们遇到恐怖现象时，就出现不要害怕的自我暗示；当受到表扬时会出现内疚心理；非常想买某件物品时又经常考虑是否浪费钱财等。这就是所谓相对观念。这种对应作用也是精神领域中的一种自然现象，可以保证人的生命和精神安全。这种精神拮抗作用过弱，如白痴、孩童，一旦产生某种欲望，立即毫无顾忌地去行动，就会出现麻烦。这种精神拮抗作用过强，如神经质性格的人，由于欲望强烈和自我抑制之间的拮抗作用，常引起犹豫不决而精神痛苦，如"强迫性犹豫不决"。又如在某种情况下，会对大家崇拜的某人出现不敬念头，同时也会想到这是错误的，不是自己的真意而加以否定。这种情况在一般人只是一闪而逝，不留痕迹，但是有疑病素质而且精神拮抗作用很强的人，这些观念会固执地出现，形成拮抗对立，再由精神交互作用，形成"强迫观念症"。

3.2.5　生的欲望和死的恐怖

森田认为，生的欲望是人的根本欲望，是人类本性的表现。生的欲望的含义至少有如下几点：

（1）希望健康地生存。

（2）希望更好地生活。

（3）希望被人尊重。

（4）希望努力向上，求知欲强。

（5）希望成为伟大的人、幸福的人。

（6）希望不断发展。

神经质性格的人求生欲望过强，易出现强迫性完美欲，总想将自己生的欲望达到一种完美的境界。强迫性完美欲也是神经质人格的特征之一。这种人是理想主义者，往往在理想与现实、情感与理智之间形成心理冲突，成为欲求不满的心理状态。这种人甚至对自己的内向性格、神经过敏、焦虑情绪等倾向也非常不满，易形成劣等感。由于有神经质性格者生的欲望很强，所以死的恐怖也强，二者是成正比的。其表现是：怕失败，怕疾病，怕失去有价值的各种东西，怕衰老，怕死亡，等等。人的焦虑情绪也是对死亡恐怖的另一种表现形式。这也可以说是神经质性格者所特有的病理学症状。[①]

总之，神经质的发病原因有三：

（1）素质因素：内向、内省、疑病倾向、过分敏感、求全欲强等。

（2）诱发因素：精神压力导致的精神紧张。

（3）持续因素：精神交互作用等。

由于精神压力导致的精神紧张，身心可能出现某些一过性不适感或轻度的功能障碍，如精神紧张引起的失眠、心悸、头昏、口吃等。对这些现象如不特别注意，常可自行消逝。但是有疑病素质的人，往

---

① 高良武久：《如何生活？》日文版，白扬社 1987 年 9 月第 6 版，第 183 页。

往把这些现象误认为是"病态"，过度注意这些"病态"，企图排除这些病态，但是由于精神交互作用，使这些一过性不适感和轻度功能障碍，在心理上不断进行放大，引起注意的"固着"，终于导致神经症的症状。症状一旦形成之后，患者又过分担心与注意，由此产生紧张、焦虑、恐惧、悲观等不良情绪及疑病观念，与症状恶化互为因果，终成恶性循环，陷入自我束缚的状态。如果用形象的语言表述，神经症患者是被关在自我营造的地狱中，痛苦而绝望地哭泣着。①

---

① 森田正马：《神经衰弱与强迫观念的根治法》日文版，白扬社 2003 年 1 月第 6 版，第 22 页。

4

森田疗法经典病例

自从森田正马开创森田疗法以来，治愈病例千千万万，由于篇幅所限，不可全数录用。在此仅选择一些平民百姓易于接受、普通医生易于实践的病例。这些病例非常典型，笔者相信，患者阅读这些病例，会产生治愈的自信、减少郁闷、增加轻松感和抗病能力。

有一点需告读者，有的患者认为疾病实属个人隐私，不愿以真名吐露治愈过程，此点请予谅解。请相信在此录用的病例，确系真人真事。

4.1 读书治疗病例

冈本常男是一位阅读森田疗法书籍而治愈的患者，在他书中已有记述，允我们在集中介绍冈本常男推介森田疗法时，详作说明。

首先介绍治愈的病例是一位患者的自述，她清晰描述自己的治疗过程，文笔生动、流畅，对欲通过读书治疗的人会有很多参考价值。

顺应自然的生活态度
——读《森田心理疗法实践》的体会

杂念恐怖、对人恐怖折磨我长达四年之久，使我痛苦不堪，我渴望早日从中解脱出来，为此多方求医问药，当我焦急难忍时，通过中国心理卫生协会邮购了《森田心理疗法实践》一书。1991年3月12日我阅读了第一遍，直到今天4月9日，神经质症患者的我，通过阅

🜲 森田疗法

读森田心理疗法的书籍，告别往昔，获得新生，正在走向美好的未来。

自我病史简介：女，23岁，护士，中专文化，1987年读卫校时，害怕见到男教师，单独与异性相处时不敢正视对方，眼神躲闪，表情很不自然；如在公共场所，感觉周围有许多目光在审视自己的一举一动，十分别扭，希望从中解脱。但是无求医意识。

1988年进医院工作，上岗前告诫自己：离开了卫校的旧环境，新单位里一定要和男同事大方自然相处。上班第二天，无意中抬头遇到一位男士的目光，用诡秘、不坦荡的眼神看着我，我迅速转移视线，觉得自己看到的异性总是用这种低俗的眼神看我。

以后，每遇这位男同事，便内心紧张、面部表情僵硬，愈强压自己愈慌乱；后发展到凡本院男职工，都害怕面对，觉得他们厌恶我，看不起我。1991年10月以后，甚至连女同事也害怕接触。不敢上街，觉得大街上每个人都在审视我、厌恶我，甚至感觉有人吐口水是冲我而来的；一人独处时，脑际中有成千上万种杂念驱之不散。

出家门，害怕他人；在家，害怕自己，每日在痛苦中挣扎，多次想自杀；同时也有渴望得到医治的想法。自己想过许多办法如读禅、练瑜伽功、看伟人传记，可是无效；接受过说服教育，然而痛苦感更加严重；接受过心理医生的书信咨询，效果不明显。

自我性格分析：有明显的森田神经质症，想成为品质高洁、学识渊博的知识女性的欲望十分强烈。性格内向，感情细腻，敏感多疑，有强烈完美欲，自我反省心强，不能容忍自身缺点，对脑海里出现的杂念尤其邪念深恶痛绝，并至此产生自卑感、劣等感。平素身体健康，无明显器质性疾病。

"对我的疗法理解好的人，单靠阅读我的书或论文即可治愈。"我阅读森田疗法的书，以及把所得体会付诸实践，前后一共28天。对森田正马先生上述经典语句，我有了以下切身体会：

接受森田疗法之前，每日为杂念恐怖所苦恼。最早出现的是对人恐怖，但困扰我最深的却是杂念恐怖。认为一个高尚的人应该心灵清澈纯洁，没有邪门杂念，因此对脑海里的杂念感到厌恶，竭尽全力排除，时时告诫自己：要宁静无欲、要心净如水。其结果却事与愿违，本想排除一切杂念，杂念却像滚雪球般越来越大，上班时一边工作一边想各种心事，杂乱无章的念头在脑际走马灯似的闪现；旁人看来我在工作，可我的内心正做着各种与工作无关的"白日梦"，可是却无人知晓，没有人理解我的苦处，也没有人能拯救我。下班后待在家里，杂念更是疯狂地示威。想各种办法转移注意力，但仍摆脱不了杂念的侵袭，我只是不停地摇头……

那时，我对平静心境的渴求正如久旅大漠的行人渴求得到水一样。在那种情境下，我曾阅读老庄哲学思想及禅说，书中的观点也是：心灵透明如一面镜子，净化欲念去心灵蔽障方可了解外物。我还接受过说服教育：生活简单些、少操些心，要保持心境愉快平静。这些都是我渴望得到的，别人都能做到而唯独我心灵污浊，因此更加自责自卑，劣等感更加严重，有时甚至想替人类把自己铲除掉。在走投无路的时候，我遇到了森田疗法，亲切的森田疗法理解我、鼓励我，"我们心中有时会闪现某些不道德甚至是犯罪的念头，要想绝对不出现这些念头，我想圣人也很难做到；必须正确认识自身潜在的邪门杂念；如对它采取抗拒态度，无论如何想要排除它，千方百计保持自己心理的绝对清净，这样势必出现心理冲突"。读到这些，我只觉豁然开朗，产生杂念只是感情的自然流露，对自己的杂念，我总是如惊弓之鸟，排斥它、拒绝它、厌恶它，每天命令自己六根清净，殊不知，越要抑制越出现心理冲突，越使注意力集中于此处，正常心理越产生反向作用，造成内心冲突，引起神经质症。领悟到这点以后，当脑际再涌现邪门杂念时，能平静对待，觉得这是很自然的事情，不必惊恐万分，用顺应自然的态度对待杂念，这样二十多天来，杂念反倒越来越少，正如《森田心理疗法实践》书中所说："欲治不治，不治自治"。现在，我能排除杂念的干扰，像正常人一样工作学习及做家务，我体会到一种前所未有的轻松感、宁静感、充实感。

与杂念恐怖同时存在的，还有对人恐怖，不敢与人接触，尤其异性，虽然内心渴望与他人融洽相处，渴望自己与人相处时大方得体、稳重沉着，可一旦面对他人，便心跳加速、表情僵硬、眼神躲闪，越是指令自己冷静沉着越是紧张慌乱，无法解脱，只好逃避：提前上班，推迟下班；每天到全院职工集体做广播体操时，我便找各种理由回避。其实，逃得过众人，却逃不过自己的心魔。阅读森田疗法的书籍后，方知逃避就是放任自流，就是不敢正视事实，不敢接受痛苦。"没有逃避痛苦的道路，只能积极服从"、"忍受痛苦，为所当为"，这才是我应该采取的生活方针。"带着神经质症状积极向上，勇于进取的道路"，这才是我该采取的唯一生活途径。我带着紧张慌乱的心情去面对他人，尤其是异性，仍然是眼神躲闪、说话发抖、心跳加速，以致双方都难堪，要在以前早就想法逃避了，可现在，心中的森田疗法驱使我面对事实，别无选择，只有接受紧张不安的心理，带着痛苦继续与人面对、与人交谈。这样一想，注意力转移到谈话的内容上，内心不知不觉变得轻松平静了。逐渐主动与他人交往，表情较前自然，语调也较前自信，并发现他人并不像想象中那般对自己厌恶；也发现并没有任何人特别注意自己，以前的种种推测、判断只是自己主观想象中的产物。领悟到这点后，觉得以前的想法实在幼稚可笑，对人恐怖实在是作茧自缚。现在，能较轻松自如地与人交往，与异性接触时有时仍表情不自然，但能正确对待，告诉自己这是正常的心理现象，要听其自然。半个多月来，能较轻松进入操场，做操时能专心于手臂动作，而不像往常那样总感觉许多双眼睛正盯着自己，以至于手脚放不开，正所谓"任其不安而后安是也"。

我是一名护理工作者，业余爱好文学、书法、音乐，对专业内外的丰富知识，有浓厚的兴趣，可恐怖症困扰我，紧张惶恐的心情包围着我，使我不能读书、不能学习。我曾多么渴望有一个健康宁静的心理，让我去攀登知识的高峰。如今，短暂的28天时间，森田疗法就使我获得心理上的新生，使我体会出前所未有的自信，体会出一种战胜自我、超越自我、恢复真我的成功感，让我能专心地阅读专业书籍，专心致志地欣赏文学名著、欣赏音乐；融洽地与他人相处……

森田疗法的确是神经质症患者的救星。相识恨晚，虽只有短暂的28天时间，我已靠它的指引找到了走出痛苦的唯一通道。作为一个受益者，在解脱的欣喜之余，我写出了自己的体会，愿社会上更多的罹难于神经质症的患者早得福音，脱离苦海，登上光明港。

堵淑慧（匿名患者）

4.2　门诊治疗病例

女性，38 岁，原任中学教师。自幼生活顺利。无慢性疾病史。病前性格内向，敏感多疑，缺乏自信，遇事谨慎，工作认真，日常生活比较呆板。1972 年 5 月，休产假期满，准备上班。因产后劳累，身体虚弱，担心不能胜任工作，精神紧张起来，晚间难以入睡，又怕失眠影响白天的精力，情绪焦虑，结果彻夜未眠。次日给学生上课，感到头晕乏力，难以支持，又怕同学们见笑，差点晕倒在讲台上。从此怕见生人，在生人面前拘谨不安。脑海里有时出现一些自知不合理的念头。例如别人在议论邻居被盗事，脑际中便突然产生怕别人怀疑自己的念头，明知毫无必要，但无法摆脱，急得面红耳赤，又怕别人说她做贼心虚。

还有在与外面男同志接触时，脑子里便突然产生一些卑下的念头，可这位病人一向正派，这些违反自己本意的，自知不合理、不必要的念头总是在头脑中顽固出现，欲罢不能，情绪焦虑不安，尽量回避外人。

1973 年她调为仓库保管员，对工作极为认真，出入物品要反复核对，生怕出错，生怕人家说她公私不分。下班回家后特别爱清洁，要将桌椅等认真擦洗一遍，每次一小时左右，天天如此。病情逐渐加重，夜卧不宁，噩梦频繁，白天大脑控制不住穷思竭虑，感到精疲力竭。担心转成精神病，又担心自己的病传染给孩子，顾虑重重。因经受不住疾病的折磨，于 1982 年 5 月服大量安定欲自杀，幸早发现，经抢救脱险。病人已不能上班工作。曾让其服用安定、多虑平等药物治疗，因疗效不明显，自行停药。体格检查及神经系统检查均无异常发现，自知力良好。诊断为强迫症。

1982 年 5 月 26 日开始心理治疗，经两次系统谈话后，解除了病人对疾病的顾虑和误解，病人情绪转好，睡眠改善。但从复述中看出病人对"听其自然"的治疗原理还没有完全理解和掌握。又多次向病人解释，指导病人不要直接用意志力去克制萦绕不去的观念和情绪，这是徒劳的，对症状要"听其自然"，全然不管，带着症状去从事正常的活动。先后治疗 8 次，历时两个多月。后来病人来门诊，一见面就高兴地说："我的病基本上好了，过去我总是担心和注意自己的病，病反而加重。自从采取'听其自然'的态度后，病情却好转了。强迫观念偶尔还会出现，但我不理睬它，不抵制它，毫不介意，它便自行消逝。"随访两年，病人情况稳定，生活与工作均很正常。

4.3 住院治疗病例

1999 年 10 月中日两方在北京举行了一次关于恐怖症的病历讨论会。日方的病例由日本慈惠会医科大学第三病院神经精神科中村敬博士提供，中方的病例由北京大学医院森田疗法病房主任康成俊提供，很有代表性。参加讨论会的专家和教授有：冈本常男、中村敬、松田伸助、陈学诗、杨德森、崔玉华、钱铭怡、崔以泰、王向群、杨凤池、温泉润、康成俊等。

4.3.1 日本病例

中村敬　东京慈惠会医科大学第三医院神经精神科

与志（Yoshi 的译音）24 岁　男性　是长期闷居家中的社交恐怖

症病例。

A. 病例摘要

【初诊时的状况】

与志由其父陪同来医院，在父母的劝导下阅读了森田疗法的相关书籍，希望得到治疗而前来就诊。他身体消瘦，长发束在头后，垂到双肩。他虽然不算干净利索，但也没有不洁的印象。他默默地向医生鞠躬后坐下，表情紧张，举止呆板，总是低着头，开始自发地叙述迄今为止的病史。他的思路条理清晰，在谈到过去疾患及体验时，不时流露出痛苦的表情。会面结束后，他向医生鞠躬比刚来时更加礼貌，然后说声再见离开。

在初诊时很自然地进行精神医学的诊断，然后对希望用森田疗法的人探讨是否适应森田疗法。

与志主诉：在意周围人的视线，感到自己举止动作笨拙，想到如果这样下去就会被人认为是异常人，为此而更加紧张，说不出话来，几乎不敢外出。与志前来初诊时，由于畏惧乘客的目光，不敢乘电车，只好乘出租车来医院。

【听取病史】

与志出生在日本的中部地方，有两个妹妹，父亲是公司职员，生性认真，不大流露感情，对虚假的行为看不惯，即便是别人这样做也会很生气，家人常带与志去看电影、逛动物园。母亲洁癖，感情容易波动，没有耐性，对孩子感到无可奈何。在她情绪不好的时候，即使孩子让她给读书，她也常会在半途将书丢到一边。与志在幼儿期，在母亲面前常常提心吊胆。幼儿期因为父亲工作调动而迁居东京。据本人说，从自己懂事起便"不能表现自己的感情"，个性内向、被动、感情细腻，容易受到他人语言行为的伤害。但是，另一方面却热切地希望"自己成为大家的中心"。另外，如鞋子弄脏了之类的小事，就总是惦念着。刚入幼儿园时，觉得别人会嘲笑他的名字，不跟他一起玩，因此不能与人说话，两年中从未说过一句话。但是上小学后，有少数几个朋友。三年级时搬回出生地居住，转入当地小学，在家乡也许是比较平静的缘故吧，生活得比较自在，尤其喜欢画画，喜爱跟动物接近，可以说由此在某种程度上有些自信。小学毕业后再次移居东京。从小学毕业前开始在人面前感到紧张，尤其是到初中二年级时，因为同级学生的身份、服装都渐渐走向成人化，有明显的个性，所以开始感到与周围人难以融洽相处。他比从前更加害怕展示自己，"想象大家也都变成大人"，而另一方面又为"自己变成大人"而感到不安。在此之前就很讨厌自己的面庞，从这时开始，更加长时间地坐在镜子面前，没完没了地整理自己的服装和发型。三年级时认为"与人交往是件很痛苦的事"。坐下后就一直低着头，姿势僵硬。进入高中后"奇迹般地"交了朋友，但几乎都是一对一的在一起，如果是三人以上就会无所适从，经常"落在人后"。在教室内仍然感到很紧张，坚持不休学而终于毕业。但是，毕业的时候，时时"在意周围人的视线，从而行为变得笨拙"，同时又感到"人们是否认为我不正常"，从而更加紧张，不能开口讲话，高考落榜，一直闷居在家。

在家期间，走读上专科学校一年。实际在家闷居有 5 年之久，尤其在最初，几乎不能安心做任何事，由于焦虑和厌恶自己，每月就出现一次感情爆发，或扔东西或大喊大叫，半年后稍安定，能随手拿起书来读，有时听听音乐。时间不长，得到一只狗，因为需要牵着狗散步，所以常常外出，这段时间几乎不再发生感情爆发，感到自己的生活简直就像小虫"蚁狮"。闷居在家第 3 年，放弃上大学的想法。此后，为将来的事情而烦恼，迫切地感到自己"必须掌握一门技术"。高中毕业后第 5 年才下定决心开始到绘图专业学校上学。但是由于走读专科学校，"反而对病情起到相反的效果"。在校没有一个朋友，一下课就逃走似的回到家里。好容易读完了一年课程，又回到闷居在家的生活。一年过后，终于听从双亲的规劝前来就诊。

【初诊时的诊断】

与志罹患对人恐怖症。主症状：（他人）视线恐怖，长期间闷居在家。相当于DSM—Ⅳ（即《诊断与统计手册：精神障碍》第4版）中的"社交恐怖症，属普通型"。

也考虑实施"回避性人格障碍"的附加诊断治疗。

【门诊治疗经过】

初诊时，对森田疗法理解很少，受父母规劝被迫来院，治疗动机不充分。因此作为导入治疗期，由其他医师来实施门诊治疗。门诊医生的基本方针是一边按森田疗法的理论指导他记日记，一边劝导他在自己家中过建设性生活。与志也付出了相应的努力，日常生活与初诊前相比，多少变得积极了。例如开始打扫自己的房间，准备晚饭，昼夜颠倒的生活规律也有了一定程度的改善。但是对外出的恐惧仍然没有改变，经常因焦虑烦躁而心神不安，这时候常中途放弃自己的行动，中断写日记，对去住院治疗感到极其焦虑，稍后又表现犹豫。但是由于无法使他采取更大的行动，治疗陷入停滞状态。最后与门诊医生商谈后，决定进行住院森田疗法的治疗。

【住院期间的经过】

住院后，作为初诊医生的我，担任患者的主治医生。

①绝对卧床期

从大约一周的绝对卧床期开始，实施森田疗法的住院治疗。这期间，指示患者除了吃饭、洗漱、如厕外，禁止一切活动和消遣，在单人房间独自卧床。预先告诉患者，在卧床中，思考、感受什么事情都可以。即使出现令自己不安的思想或症状，也都听其自然。主治医生每日进行短时间的查房，检查患者的心身状态。与志的卧床使他追寻了对人恐怖症的形成经过。通过追忆其全过程，他对以前在家闷居的生活感到后悔，反复思考将来该做什么才好呢？中间强烈地感到厌倦和无聊。到了后半期，想到就要出现在其他患者当中而渐渐感到不安。

②轻作业期

卧床期后，接下来是为期一周的轻作业期。这期间禁止劳作和外出等行动，指令其好好对外界进行观察，督促他开始写日记，逐渐开始做木雕、搞卫生等轻工作。这段时间的主要目的，是使他在卧床期间积聚起来的身心活动欲望，逐渐转为自发的行动。同时让他对症状和焦虑听其自然。与志刚结束卧床时，告诫自己："不必害怕，他们也有神经症"，终于走出了自己的病房。然而，一旦出现在其他患者面前，他却感到非常紧张，有很强的压迫感。从第一天午后开始，就又闷居在病房里读书。为此主治医生指导他"尽量不要把自己关起来"。此后一段时间，在大家中间他常常感到"被赤裸裸地暴露在大路上，无处藏身"。

③作业期

在这期间，让与志从事照顾动物、园艺、手工、陶艺、运动、娱乐等各种活动。尤其是与其他患者协同作业的机会，有了飞跃性的进展。通过这样的机会，告其不要依赖他人，无论如何也要自己动手，要达到预定目的，应采取这样的一种生活态度。随着这种生活态度的养成，逐渐开始打破症状的困扰。

与志在开始时，虽然认真地参加劳动，但总是胆怯地跟在大家后边，很少走在前头。对医生也很少主动提出面谈，总是被动地等待召唤。

住院一个月后，有一位男性患者前来住院，是与他同龄的焦虑症病人，此人很坦率，喜欢说话，由于两人兴趣相通，开始亲密地交谈。对与志来说，好不容易有了一位有共同语言和感觉的朋友。虽说对方占主动，但总算可以不感紧张地与人自然接近了。后来，又有一名同性别、同年龄的患者住院，三人一起便形成一个小组，也许因为这位新患者是位寡言少语的被动型患者的缘故，与志奇迹般地在小组中不再感到以前的那种被排斥感。

恰在此时，为迎接每年一度的圣诞节，大家都忙了起来。前面讲到的那位焦虑症患者很自然地担任了领导的角色，他们三人负责圣诞节的主要准备工作。在此过程中，与志对集体的感情表现出很大的变化。在不管愿意还是不愿意地与人交往中，渐渐感到"可以让自己在大家面前出现，很奇怪地变健康了"。对人紧张情绪迅速减轻，在集体中开始有了安心感。但是另一方面，自己也感到"变得任性了"，开始对周围人的好恶感情均能表现出来。

在圣诞典礼之前，与志的病友因病情加重而出院，与志情感的波动反应有所激烈。不自觉地与周围的人生气，与年长的患者发生冲突，周围的人都能感受到他焦躁的情绪。后来与他亲近的患者一个一个地出院了，他突然感到孤独起来，又开始闷居在自己的房间，几次因感情爆发而击打墙壁。有一次，在电话中受到妹妹的痛骂而怒不可遏，将病房的墙壁踢破。

这时，主治医生指出了他的病情，告诉他不能以自己的情绪为中心，这样会给别人带来很大不安，影响别人的情绪。同时警告他，如果再这样做，只好出院，并决定对他实施一周的隔离治疗，让他住在院外。这时与志发现周围人的反应，自己感到很惊讶，原来是自己被感情所左右。

与志经过这段波动，情感逐渐平稳下来，在生活中重新建立与其他患者的关系。这时常常与主治医生谈起自己闷居期间胡乱读的书籍，例如说曾被《所罗门国王的指环》一书深深吸引等。从他所读的内容中可以看到他内在潜藏的对知识的渴求心和丰富的感受性。主治医生坦率地将这一看法告诉了他，并向他借了一本喜欢的书。这时还发现与志对一同龄女子怀有恋爱的感情，经常发现两人在一起的身影。此后也经常看到他对人际交往的不安和缺乏灵活性，同时也发生过与其他患者冲突的时候，但是不再像过去那样内向。后采取夜间医院方式治疗，即夜间住院，白天打工。又让其住了一个月，后来，与志轻松愉快地出院了。住院时间共 7 个月。

【出院后的经过】

出院后仍然继续打工，但是在工作单位常常感到"自己既不是大人，也不是小孩，两头都不像"，为此经常被一种劣等感所折磨。这种时候，他却能专心地投入工作，紧张也自然缓和下来。并开始为将来的前途发愁，感到不安。

这时，主治医生告诉他："即使比同龄人晚就业，这也不过是一种生活经历。在此期间，你反省自己，阅读各种书籍，进行透彻的思考，不是只有你一人做到了吗？不管是好是坏，这就是自己的特色，重要的是接受自己的现实。"同时劝告他不要为能否正式就业而焦虑，可以试着干各种自己感兴趣的事。

出院 10 个月后，与志决定一边继续打工，一边去读美术夜校。原本就喜欢绘画，有这方面才能的与志终于产生了满足感，一开始曾担心被孤立而紧张，不久就结交了几个朋友，人际关系由此而打开局面。这时他自己决定终止定期回医院检查。

后来与志来医院看望医生们，他说出院一年半后，根据学校布置的课程画了一幅自画像。与志专心致志地完成了绘画，朋友们看了他的作品都露出惊讶的表情，老师沉默片刻后评价道："完美无瑕"。从此之后，觉得不良感觉似乎消除了，完全习惯了学校中的人际关系。

出院三年后，与志对主治医生这样说："现在虽不能说像自己应有的年龄那样成熟，也时常因反省自己而不快乐，但是已经与住院前完全不同，我想可以这样评价现在的自己吧！"

B. 对与志病例的讨论记述

（1）病例的精神病理学特征

中村敬发言：与志的主诉为"在意周围人的视线，自己的行为变得笨拙。想到这样会被人们认为不正常，因而更加紧张不敢开口说话"。这是对人恐怖症的典型症状。1930 年森田疗法的创始人森田正马先生就以对人恐怖症为题作报告，指出其本质是"羞耻恐怖"。此后，日本的精神医学者一直对此种病症密切观察。过去曾认为这是日本人特有的一种疾病。但是自 1980 年 DSM—Ⅲ（即《诊断与统计手册：精神障碍》第 3 版）采用社交恐怖症这一概念以来，人们发现对人恐怖症与社交恐怖症在相当程度上是相同的。但是，在此我仍然沿用对人恐怖症这一诊断名称。

与志出现的症状中，已表现出很大程度的扩散。一般而言，对人恐怖患者，最容易使症状出现的对象，既不是很亲密的人，也不是毫不认识的人，而是"半生半熟"的人，以与志的病例而言，若横向比较，他最不能接触的也是同性别、同年龄的熟人。但是，他对电车上完全不认识的乘客，也感到强烈的紧张。这种症状表现状况的扩大，是病情严重的一个标志。

（2）概括与志病同经典对人恐怖症比较的差异

第一点：在幼儿期就已经意识到胆怯心理。一般来讲，对人恐怖症患者的母亲，确实表现出对孩子过度保护，过分宠爱，母子感情深厚，但与志的母亲因为性格、感情易变而影响患者，使其个性不稳，表现出怯懦。

第二点：与经典对人恐怖症相比，可以发现其个性的软弱。他有种"希望自己成为中心"、"追求优越的欲望"。但是不像典型对人恐怖那样，将这种欲望或隐或现地表现在实际行动中。顺便说明一下，从精神动力学的立场出发，一部分精神科医生认为，对人恐怖的个性与过敏型自恋人格障碍是相通的。这样看来，可能是因为与志没有体验过所谓的"黄金期"，即在孩童时期没有体验过周围人群的注意和赞赏的缘故。

第三点：与志的心理不仅表现为对羞耻的恐惧，而且表现为深切地意识到自己的怯懦。对与志而言，羞耻不仅表现为面红耳赤，而且表现为他感到"不能像别人一样长大成人，而半途停滞"。自己的存在暴露在他人的视线中"无处躲藏"。而在经典对人恐怖症病例中则是这样一种机制：由于觉得在别人面前要光明磊落这种念头比别人更加强烈，反而在现实中羞耻起来。与此相反，这一病例中，"自己应该是怎样的?"与志自我理想模糊不清，似乎还没有找到自己应该被同化而成为的对象。因此，与志在因为自己不能完全变成大人而感到羞耻的同时，又说像大家一样"成为大人也是件不安的事"，自身发生变化这件事本身唤起了怯懦感。正如大家所知的，这样的心理可以看做是"同一性的扩散"吧。

第四点：由于患者有 5 年的长时间闷居家中的生活，所以表现出显著的回避、自闭倾向。像本病例这样因过度对人紧张和自我不确定感，而引起长期闷居，我们将在后面作为现代对人恐怖的病例来报告，在此尚未涉及这些内容。

第五点：中村医师对与志病治疗病例进一步分析：门诊医生的治疗方针是进行森田疗法的一般性内容，但是大胆地说，如果对于患者"听任不安，扩展行动"的心理更加给予重视，也许会更好。也就是说，这意味着与患者一起发现在对人恐怖症状的背后潜藏着自我实现的愿望，或者有对人希求性，想到这些内容然后加以治疗。

另外，对这名患者在门诊给予少量抗焦虑药，但本人对药物持消极态度，没有进行集中的药物治疗。根据住院森田疗法实施对人恐怖进行治疗如下：指导患者使其认识到，对人紧张、恐惧是"希望被人承认、接纳"这一强烈欲求的反面表现。对这种情感不加排除，顺应自然，同时投入到以作业为中心的行动中去。患者通过行动扩展了自己的世界，逐渐从症状的困扰中解脱出来。最终的治疗目标，是转变自我存在的态度，接受自然的自己，谋求自我的实现。此外，治疗者不详谈症状，不追溯过去及症状的意义。

我从对人关系入手，针对对人恐怖患者的住院森田疗法的经过可知：失调形成期，即不能融入集体、焦虑感强化时期；摇摆期，即有少数亲密的关系，由于场合不同症状摇摆的时期；融合期，即与集体有了一体感，症状急速减轻的时期；渐进脱离期，即同样的过程在其关系中反复。总体看来，与志也是经历了这样一个过程。但是在与志刚迎来融合期时，由于成员的变化使他再次回到了摇摆期。为一些琐事而受到伤害，他闷闭自己，焦虑的情感重新爆发，特有的不安状态很引人注目。似乎是长久闷居中蓄积起来的羞耻、怯懦、愤怒的感情，在与他人的现实关系中一齐爆发出来了。一般认为，对人恐怖患者在住院期间内心也体验着上述的情感。但是，多数人并不像与志这样爆发出来，比较稳定地接受着治疗。通常治疗者将患者对人紧张起伏而引起的时喜时忧的态度称为"情绪本位"，通过面谈和日记指导加以纠正。例如解释为"症状就像天气变化一样，有时下雨，有时晴朗，但行动不能由天气变化来左右，即使下雨，也要做应做的事，不应回避"。然而，对受人际关系困扰的与志，主治医生不能只采取这样一般的对策，有必要进行更积极的治疗，住院时间也比较长，医生要关心患者微妙的内心世界。对他的痛苦表现出同情，同时又要让他直面现实，要完成这双重的课题。我认为，对这种患者来说，医生最终要接纳因不安而摇摆的患者，非常耐心地持续观察患者的缓慢变化，这是不可缺少的。通过这样的治疗性干预，住院环境作为患者社会活动的场所而发挥作用。经过这种过程，使患者培养成在现实生活中"即使感到不安也要继续行动"这样一种生活态度，就表现出住院治疗的作用。

出院后的与志，虽然还时常被"自我否定"所困扰，但是却终于能够认识到，同一性的冲突是现实的问题。此时主治医生要给予足够的时间，耐心促使其康复，使其养成森田疗法的行动态度："将理想主义搁置一旁，根据自发的兴趣和关心去尝试做各种事情"。

此后，与志在美术学校就学中，便自动结束治疗，定期返院治疗。以此为契机，除在出院后的门诊治疗外，一开始就规定治疗期限，很多患者都像与志一样，自然而然地结束治疗。在美术学校的"自画像"小插曲却耐人寻味，或许可以对此做各种解释。但我认为，这不仅是患者超越单一的"自恋性满足"，而是积极地"自我治愈"的契机。虽然还不能说与志已经确定了"社会的同一性"，但是我认为他已经逐渐正视"自己的本来面目"，不再否定它，这说明他已经真正地长大了。

4.3.2 中国病例

A. 病历摘要

北京大学医院森田疗法病房

康成俊整理

××× 男性 20岁

【初诊情况】

患者主诉：对人紧张，害怕别人的目光，害怕自己表情尴尬2年多，严重影响学习和生活。

现病史：患者自述从1996年3月发病，当时读高中三年级，有一天在路上与老师相遇，自己感到紧张，没有抬头和老师说话，低着头匆匆走过去。旁边有一同学看到这一情景，对我说："你不和老师说话，老师用奇怪的眼神看着你。"听后自己深感内疚。第二天到学校上课，不敢抬头看那位老师的眼睛。后来逐渐加重，连其他的老师的眼睛也不敢正视，进而扩展到连普通人的眼睛也不敢看。偶尔与人目光相遇，便感到特别紧张，并认为自己的表情肯定很尴尬，会引起别人的耻笑。从此，在路上骑自行车或行走，总是低着头，唯恐与他人的目光相遇。由于对人紧张，心情不安，上课无法专心听讲，学习成绩下降，没有考上大学。

我曾到本地精神病院治疗，服用阿米替林（amitriptyline elavil）150mg/日，服用3个月，无效。后改用氯丙咪嗪（chlorimipramine, anafranil）150mg/日，又服用3个月，也无效。后又住院静脉滴注舒必利（sulpride, dogmatil）治疗，均无明显疗效。症状越来越重，不敢出门，每日待在家里。

后来连家人的目光也不敢直面相视，感到非常痛苦。自己认为害怕别人的目光可能与自己生殖器小有关，并担心自己的性功能低下。曾读过森田疗法的书籍，认为森田疗法能治疗自己的疾病。由其父陪同前来我院要求住院治疗，治疗后饮食睡眠均正常。

既往病史：无重要传染病史，无头部外伤史，无药物过敏史。

个人史：患者系足月顺产，母乳喂养，自幼发育良好。入学后学习成绩尚好，病后学习成绩下降。未到外地生活过，无烟酒嗜好。个性内向，特别敏感，易担心，有疑病倾向，缺乏主动，追求完美。

家族史：父母健在，兄1人，姐2人均健康，父母双方家系中，三代均无精神病史，无癫痫病史，无痴呆病患者。家庭和睦，不过自幼受到家人过度溺爱。

体格检查均未见异常。

精神检查：仪表整洁，貌龄相称。谈话中总是低着头，不敢正视他人，偶尔抬头看人，便立即出现紧张、脸红。情绪焦虑不安，企图用意志克服，但却欲罢不能。知道这样是不正常的，迫切要求治疗。

诊断：社交恐怖症。主要症状：视线恐怖，自己表情恐怖。

【治疗经过】

1998年9月10日开始绝对卧床期，向患者说明卧床中的要求。患者答应遵照要求卧床，愿意配合治疗。

9月14日，患者能遵守医嘱卧床，自述非常烦闷。嘱其服从精神的自然状态。

9月16日，卧床第7天，感到躺不住了，非常无聊，盼望起床做点什么。卧床中，患者认真遵守卧床中的要求，虽然情绪痛苦，但却能坚持到底。

9月19日，患者从17日开始进入轻作业期，每日整理个人室内卫生，有时到校园散步。在路上与人相遇仍然不敢抬头看人。偶尔抬头，又感到自己的表情很尴尬。嘱其不要急于求成，只管带着尴尬表情看人即可，相信会慢慢改善的。

9月21日，进入重作业期，上午在病房劳动。主要是擦走廊的地板和墙壁。下午到本校花房劳动，在劳动中偶尔与人目光相对，感到对人紧张有所减轻。傍晚到商店买牙刷，与商店服务员说话时，自己的表情尴尬竟然没有出现。自认为成功地体验了一次购物活动，感到高兴，开始对治疗产生信心。

9 月 26 日，患者每日到花房劳动，干活很认真仔细，受到花房师傅的表扬。傍晚医生陪同患者到街上去散步，顺便到书店里浏览书籍。在路上散步时，患者仍有对行人紧张感，进入书店后，自己的眼睛不知看哪里好，唯恐与别人目光相对。嘱其不管别人的视线，只管做自己该做的事。

9 月 30 日，患者认为每日在花房劳动感到很充实。用日记指导告其：劳动能给人以真正的益处，还能给人以最温暖、最纯洁的乐趣，学会劳动，学会在劳动中与人合作，对心身健康及人格修养都有好处。

10 月 3 日，又让患者到商店购物，与人目光相对时仍然感到紧张不安，但自己没有逃避，还是坚持着与人交往。鼓励患者，这样做就好，坚持就是胜利。

10 月 6 日，让患者晚上到北京大学的教室内上自习，写日记。目的是让他多在人群中锻炼，按森田正马的"事上磨炼"的原理进行。第一次医生陪同他去，患者走到教室门口之前便产生预期焦虑和恐怖。站在门口，不敢进入，鼓励他要"豁出去"才行。患者站在教室门口犹豫了片刻，终于走了进去。坐下后还是感到紧张恐怖，但还是坚持着写了日记。

10 月 9 日，患者白天作业劳动，晚上能独自一人到教室去写日记，但仍有预期恐怖和对人恐怖。医生嘱咐患者，预期恐怖也好，对人恐怖也好，让它存在好了，但无论怎样都要义无反顾地行动。

10 月 12 日，患者自述到教室后，开始感到紧张，慢慢就感觉不那么紧张了，有了明显的进步。患者的治疗态度是认真的，与病友的关系也相处得比较好。

10 月 15 日，患者自述与人对视时仍然感到紧张，因此总想回避别人目光。医生告之人与人之间的对视是正常的，自然的，瞬间即过，要"顺应自然，为所当为"。

10 月 18 日，患者与病友到校外饭店进餐，饭店里人很多。患者在这种环境中进餐，感到很不自然，自己对自己说，就让它紧张得重一点吧！但紧张并没有加重。告之，轻也可，重也可，"无可无不可"。

10月21日，上午让患者到教室听老师讲课，刚进入教室时，认为别人会讨厌他，心里很难受，开始听讲座后，逐渐平静下来。嘱其不必在意别人的评价，"让他人去说吧！走自己的路"。

10月23日，晚上与患者一道去看"欧洲风光"的幻灯片，一面看幻灯，一面观察患者的表现，发现与周围的人相比没有两样，丝毫看不出异常表现。回来后，问他感觉怎样？患者说还是感到有些紧张，嘱其不管紧张，只管行动。就医生的经验而言，患者主观感受到的改善，比他人观察到的改善，会要晚一段时间出现。

10月25日，患者白天劳动，晚上到游戏厅去，里面人很多，开始时感到很紧张，但自己不再抑制自己的紧张，结果并没有什么难受，体验到不抑制紧张，反而紧张减轻。告之，"欲治不治，不治自治"。

11月1日，今天让患者独自到郊外去登香山，虽然在人多的地方还是感到紧张，但坚持以目的为中心，不以克服紧张情绪为中心，完成了独自登山的活动，感到很高兴。告之，治病如登山，"只管攀登莫问山高山低"。

11月3日，今晚随同患者到教室听讲座，只有前排一个空位，就让其坐下听。患者突然感到众人的眼睛都在盯着自己，非常紧张，实在受不了，中途退场。向其说明症状会有反复，不必在意。神经质性格不可能在短期内有脱胎换骨的变化，要不断重温森田原理，努力进行建设性的活动。

11月6日，患者白天进行作业疗法，晚上到教室听讲座，能自始至终地坚持听，较前有进步。告之："像正常人那样生活，便会习以为常。"

11月16日，让患者参加神经质患者小组讨论会，患者在众人面前谈了自己的治疗体验。说话时有点紧张不安，但还是把自己要说的话说完了。认为自己虽然还有紧张，但不再逃避，努力做着每日应该做的事，内心感到充实。体验到了森田先生所说的"努力即幸福"。

11月30日，患者仍愿意到花房劳动，感到与人接触已较适应，专心致志地劳动，心情感到舒畅。告之，顺应自然地生活，会乐在其中。

12月15日，患者上午到教室听课，下午到花房劳动，晚上听讲座，自述听课时对老师的目光总想避开。嘱其不要管老师的目光，只管听讲课的内容。天天在"事上磨炼"，功到自然成。

12月30日，时值岁末，北京大学各系每晚都有联欢会，让他每晚都去参加，增加与人交往的机会。患者很乐意去，有时还主动上台表演小节目，并得了奖品，感到很受鼓舞，对前途有了信心。

1999年1月15日，患者天天到教室听课，感到比刚住院时确实有了明显进步，看到了希望，感到自己将来一定能适应社会生活。

1月25日，患者用森田疗法，进行了3个半月的心理治疗，视线恐怖和自己表情恐怖症基本消失，社会适应能力明显改善，疾患基本痊愈，是日办理出院手续。

【随访】

出院后患者来电话说，到一家公司从事推销员工作，开始上班时，对人仍有紧张感，但能完成任务，他能像正常人那样，进入社会生活、工作，心里很高兴。3个月后，与患者通电话，得知他仍从事推销员工作，有时需要请客户吃饭，感到有点紧张，但能坚持下来，达到了预期目的。

1999年11月来信，说已考入某大学，学习成绩良好，与人交往正常。

2004年8月来信，说已参加工作。社会适应性良好，对心理学有兴趣，准备考心理学研究生。

B. 康成俊大夫对上述治疗病例的分析

本病例主要症状为对人紧张，害怕别人目光，2 年多害怕自己表情尴尬，严重影响学习和生活，闷居家中近 2 年。影响其发病的因素有如下 3 点：

（1）个性因素：患者病前性格内向，特别敏感，好担心，有疑病倾向，缺乏主动，追求完美，是比较典型的神经质性格。在住院期间观察到：①患者有持续和广泛的紧张感与忧虑；②相信自己在社交上笨拙，不如别人；③在社交场合总过分担心会被人指责；④病后不愿与他人打交道，曾闷居家中等。这些特征也符合"回避性人格障碍"。此人格障碍成为患者发病的基础。

（2）患者生活在一个过度保护的家庭里。家中有父亲、母亲、哥哥和两个姐姐，家庭和睦，父母和哥哥姐姐对他过分宠爱，过度保护，感情深切，这也许是造成患者性格怯弱的原因之一。

（3）发病诱因：患者自认为对老师失礼，引起老师责怪，从而内心愧疚，诱发对这位老师的紧张与恐怖情绪，由于精神交互作用和自我束缚机制，使症状逐渐恶化、泛化。恐怖对象的范围扩大到对所有的人，甚至对自己家人的目光也感到紧张。从而严重影响了患者的学习与生活的正常进行。

C. 康成俊大夫对此病例治疗的几点体会

（1）病人治愈的过程基本上符合中村先生所总结的规律。即失调形成期（不能融入集体，焦虑感强化时期）→摇摆期（有少数亲密的关系，由于场合不同症状摇摆时期）→融合期（与集体有了一体感，症状急速减轻时期）→渐进脱离期（同样的过程在其他的关系中反复）。

（2）本病例是我们病房住院时间最长的患者，由于患者回避性人格的特征明显，所以治疗起来难度比较大。我们病房还有仅住院 20 多天，对人恐怖症状就基本消失者，这类病人的回避性人格特征不明显，因而病后恢复较快。

（3）医患关系在治疗中十分重要。医患之间要互相理解、互相信任，互相配合，才能使治疗正常进行。此病人求治心切，积极主动配合，所以最终还是收到比较好的效果。

（4）这类患者不可能在短期内脱胎换骨，症状还可能会有反复。要不断重温森田理论，并使用森田理论去指导行动，通过行动去改变人格的弱点，通过行动去改善症状。

（5）我们利用北京大学讲座多的有利条件，在作业期，每晚让患者去听讲座，让他在集体场合适应锻炼，对患者的恢复起到一定的推动作用，这正符合森田先生"事上磨炼"的要求。

（6）在治疗指导中，采用森田正马主张的"啄碎同时"的原则。所谓"啄碎同时"与孔子在论语中所说的"不愤不启，不悱不发"的含义是相同的。即"不到他冥思苦想而想不通的时候，不去开导他；不到他口里想说而不能明确地说出来的时候，不去告诉他"。不能过多地说教，重在体验，重在行动，根据患者的具体情况给予切实可行的指导，使患者领悟到森田疗法的真谛。

4.3.3 森田疗法病历讨论述评

天津医科大学   崔以泰教授

1999 年 10 月在北京进行的中日森田疗法病案讨论中，由中村敬博士和康成俊主任报告的病例看：森田疗法无论在中国还是在日本，对治疗神经症，疗效都是肯定的。但中日两国病人的情况也有各自的特点：

（1）中日病人疾病诊断都是"社交恐怖症"。中方的病例是男性青年；日方的病例也是男性青年。

（2）住院后都是经过了森田疗法传统的治疗阶段：绝对卧床期、轻作业期、作业期、社会实践期共四期。

（3）社交恐怖症患者森田疗法住院治疗，一般经过：失调形成期（不能融入集体，焦虑感强化期）→摇摆期（有少数亲密的关系，由于场合不同症状摇摆时期）→融合期（与集体有了一体感，症状急速减轻时期）→渐进脱离期（同样的过程在其他的关系中反复）。

（4）医疗实践证明了森田疗法的一些原理的正确性，如"事上磨炼"原理、"顺应自然，为所当为"、"无可无不可"、"求不可得"、"欲治不治，不治自治"、"像正常人那样生活，便会习惯为正常"。森田正马先生主张的"啄碎同时"的原则与孔子在论语中所说的"不愤不启，不悱不发"的含义是相同的，即"不到他冥思苦想而想不通的时候，不去开导他；不到他口里想说而不能明确地说出来的时候，不去告诉他"。"将理想主义搁置在一旁，根据自发的兴趣和关心去尝试做各种事"。不能过多地说教，重在体验，重在行动，根据患者的具体情况，给予切实可行的指导，这就是森田疗法的真谛。

（5）同是"社交恐怖症"患者，中日两国的国情不同，造成的心理疾患和因素有明显的不同，虽然两国仅各举一个病例，但都有其较普遍的代表性。一般日本人的生活节奏紧张，多数家庭对子女的关心、呵护少些，给予孩子的爱，也相对少些，子女易有孤独、自卑、性格内向趋势。中国家庭有4、2、1现象，即祖父母、外祖父母共4人，一对夫妻只生一个孩子，两代人对第三代如"小皇帝"、"小王子"、"小公主"般宠爱有加，给孩子过多的爱，对孩子的心理健康也是有害的。总之对孩子的关爱应该适当，冷漠与溺爱这两种偏向都对孩子的成长不利，应该纠正。

与会的各位专家、教授，对这次中日两国学者的森田疗法临床实践的研究新成果，都给予了高度评价，并认为这次病例讨论，有利于在中日两国进一步推广应用森田疗法。

4.4　集体治疗病例

康成俊医师与北京大学钱铭怡教授合作对21名心脏神经症患者进行了集体治疗，简要介绍如下：

森田疗法

4.4.1　"森田疗法对心脏神经症病人的集体治疗"摘要

本研究采用森田疗法对 21 名心脏神经症病人进行了集体治疗。集体治疗共进行了 5 周，每周一次，每次 1—2 小时。结合病症治疗、讲解森田疗法的基本原理，使病人对精神交互作用的致病机理有所认识，以顺应自然、为所当为的态度打破精神固着，把精神引到建设性生活之中，治疗前后病人均填写了贝克抑郁量表（BDI）、状态特质焦虑量表（STAI）以及研究者自编的心脏神经症症状自评量表，对这三种量表的统计结果表明，经过治疗，病人的抑郁得分、状态焦虑和特质焦虑得分以及心脏神经症症状得分均显示下降（P 均小于 0.001），这表明治疗取得了明显疗效。作者对疗效的取得作了进一步分析，认为病人症状改善的关键在于对森田治疗原理的掌握与运用。

4.4.2　病员的治疗体会一则

女性，32 岁，工人，初中文化。患者于 3 年前见到同事因心脏病发作死亡，遂出现阵发性胸闷，心前区疼痛等症状。自觉心跳撞击胸壁、头昏、多汗、失眠、夜间不敢独睡，外出需他人陪伴并带好急救药品，活动后心跳加快并感到窒息样胸闷。

查体：脉搏 86 次/分，BP16/10Kpa，一般状况良好，甲状腺不大，胸廓无畸形，心音有力，心律整齐，心率 86 次/分，无杂音，两肺及腹部无异常，心电图正常，胸 X 光正常，T_3、T_4、TSH 正常。B超：肝胆胰附件正常。运动试验阳性，Holter 测试无心律失常及心肌缺血，超声多普勒正常。

患者的治疗体会："我患心脏病已 3 年多了，这次有机会参加北京大学主办的森田疗法集体治疗学习班实在是太荣幸了。5 周的集体治疗使我的病几乎达到治愈的程度。3 年来，我饱受了心悸、胸闷、心前区疼痛的折磨，每天都在焦虑不安地生活着，唯恐自己因心脏病而死去。夜间睡眠时需要有人陪伴，并且要把急救药品放在旁边，才敢入睡，平时也不敢外出，经过学习森田疗法，才恍然大悟，原来自己不是真的患了心脏病，而是心理作用造成的，这与我3年前看到同事因心肌梗塞而死去受到惊吓有关，是死的恐怖和精神交互作用造成的。医生说我是'自己吓自己'。于是我改变了自己的想法，每当心悸、胸闷要发作时，我就想：'让它发作吧，看能发作到什么程度'，说来也怪，这样一想，症状反而减轻了。于是我更有信心了，也试着独自外出，一点事也没有了。偶尔也出现心悸和心前区疼痛，但我不理睬它，不在意它。以前，无论怎样吃药都不能减少发作，现在我不再吃药，采取了'顺应自然'的心理态度，反而自然好转了。现在，我什么都不怕，什么也不想，每天只管去做应该做的事，感到活得很充实。是森田疗法治好了我的病，我要把这种宝贵体验写出来，让患有我这种病的人都采用森田疗法治疗。"

5

森田疗法与儒学

众所周知，森田疗法诞生在日本，当然是基于其母国文化底蕴，但是日本历史上汲取不少中国思想文化。森田疗法的创始人森田正马师从吴秀三医学博士，笔者基于其姓名，及日本人很喜欢中国古代的吴越这种现象，进行了各种资料调查，得知吴秀三与中国深有缘分，其祖先系中国人，且深受儒学之熏陶。详情将在下文中交代。

吴秀三是森田疗法创立人森田正马的恩师，深谙中国传统文化的吴秀三，当然会影响森田正马。由此，不难理解森田疗法与中国传统文化有着很深的渊源。

何谓传统文化？至今众说不一。依我之浅见可谓：传统文化是中国古圣先贤传承下来的一种文明，至今仍然被认同、赞颂、传承和沿用，其基本范畴包括道德伦理、文化典籍、哲学宗教等。

根据笔者对森田疗法的研究、分析得知，森田疗法与中国的思想文化之渊源，主要表现在它与中国的儒学、道教、医学、禅宗有密切关系。后文将分别加以释解说明，不过首先了解一下森田疗法形成时的社会背景，可能会有助于读者理解这一论点。

5.1 森田疗法形成的社会背景

正如大家所知，19 世纪中叶，德川幕府是日本的统治阶级，一直实行闭关锁国政策，使日本沦为经济文化非常落后的封建国家。广大劳动人民的生活日益贫困，日本各阶层群众怨声载道，他们联合起来，进行了倒幕运动，欲推翻幕府统治。正好就在这一时期，西方列强加紧入侵日本，促使日本资本主义生产关系逐渐形成和初步发展，从而激化了阶级矛盾，使闭关锁国的日本民族感到危机、社会矛盾随即加剧。有鉴于此，广大群众进行各种形式的反抗斗争，封建领主经济开始瓦解，日本社会正在发生着急剧变化。

19 世纪后半叶，日本受到欧洲和美洲资产阶级革命的影响，并见到资本主义生产关系逐渐形成的迹象。新兴地主和高利贷商人不断扩大经济实力，但是他们在政治上并无权力，因而对其处境越来越感到不满。同时，中下级武士虽是幕府统治的基础，但因自身经济地位的每况愈下，而对现实日益不满。

1853 年，美国海军准将佩里率领舰队叩开日本关闭的大门，不久，西方资本主义列强又纷至沓来，迫使日本签署不少通商条约，国家主权不断丧失，社会日益动荡，民心不安，文化衰落，幕府统治危机四起，激发出各种社会矛盾。

那时，不少富农和商人向封建领主承包开垦新田，然后把新田出租给农民，成为新型地主。有的富农、商人和高利贷发放者贷款给贫苦农民，抵押之物则是农民自己的土地。一旦贷款到期，如果农民无力偿还，土地则成为那些富农、商人和高利贷者的。这些新地主阶层不断壮大，盘剥农民，但是新地主必须向领主缴纳年贡，因为土地的最高所有权属于领主，新地主只有出租使用权。他们榨取农民，但也受到领主的剥削，使日本社会不断出现新矛盾。

外国商船进入日本，使日本不得不开放一些港口。西方国家的大量工业品，如生丝、棉花等原料大量出口日本，对日本的家庭手工业和工场手工业打击严重，破产工厂纷纷出现，失业工人大增。另外，日本黄金价格大大低于世界市场，西方商人便利用白银套购黄金，攫取暴利，造成日本黄金大量外流，物价飞涨，普通百姓的生活状况明显下降。

📖 森田疗法

日本统治阶级内外交困，打倒幕府运动此起彼伏。就在 1868 年 1 月 27 日，"天皇政府军"与"幕府军"大战了一年半，统治日本 260 多年的德川幕府被推翻。日本终于建立了在天皇统治下的中央集权，改年号为明治，这便是明治政府。政权更迭后，首府由京都迁至东京。

明治天皇宣布废除幕府制，提出"富国强兵"、"殖产兴业"、"文明开化"三大政策，作为建国的指导方针。"富国强兵"就是进行军制改革，建立常备军，强化军队。"殖产兴业"，就是大力发展资本主义经济，到 19 世纪 80 年代中期，工业革命几乎席卷日本一切工业部门。"文明开化"是学习西方国家的教育、科学和生活方式等，改造日本封建文化，建立教育体系，在全民范围内普及初等义务教育。同时，明治政府制定一系列自上而下，向西方学习的措施，旨在推行资产阶级改革运动。

日本迎来一次在政治、经济、思想、文化等领域的全面革新运动，即"明治维新"。该维新成效显著，日本摆脱了危机，走上了资本主义发展道路，迅速成为亚洲强国。

在社会变动的初期，矛盾丛生，人们的思想需要一个适应过程，担心与恐惧自不待言，精神、心理障碍患者激增也在所难免，设法治愈患者疾病的各种尝试、方法也就应运而生。森田正马生于明治维新后不久的 1874 年，当时各种思想活跃，日本在长期吸收、运用中国思想文化的基础上，积极吸收西方文化。由于日本的西方文化尚处于刚刚进入的初级阶段，毋庸置疑森田正马及其恩师吴秀三更多接受的是中国思想文化。鉴于吴秀三先祖系中国人，他与中国有着较深缘分，理所当然接受中国文化较多，包括医学知识。

笔者认为森田正马成长在日本经济、社会的转型期，在那个不安定的时代，精神疾病的患者多发，并不费解。森田正马本人就是位神经症患者。他研究、创立森田疗法，有其自身缘由，也有社会需求。该疗法受到患者欢迎，不能不让人感到时代造英雄呀！森田正马接受恩师吴秀三的教育，恩师有很深的中国文化的情结，森田疗法具有深刻的中国思想文化内涵，也就在情理之中。

5.2　森田疗法与儒学

儒学专家曾说，没有对儒学的深入研究，就根本没有资格谈论中华文明。虽然这一说法有失武断，但也不无道理。儒学博广厚重，实难用几句话说清楚。恕我们胆大妄为，简言儒学精髓：可谓一贯提倡的仁、义、礼、智、信。孔子是儒学的鼻祖，他的仁者爱人、以和为贵、推己及人等思想，流传至今仍被颂扬。

儒学最关键的是培养圣贤君子，以使民众趋于大善，从而获得幸福、安乐。孔子高徒颜回乐贫安道，该是最佳榜样。北宋时代大儒学家范仲淹有名言："先天下之忧而忧，后天下之乐而乐"；"不以物喜，不以己悲"。他倡导国家兴亡人人有责。范仲淹曾以自己的俸禄养活八百余户人家，可谓品德高贤，是公职人员关心百姓的楷模。若能人人如斯，自然天下和谐。

儒学源于中国，一直是历代封建王朝统治思想的主流。儒学不仅是中国传统文化的主体，同时也是世界文化的一部分，对许多国家和地区都有很大的影响。朝鲜、韩国、日本和越南等东方多国特别愿意接纳它，弘扬它；其次是泰国、马来西亚、新加坡等亚洲华裔较多的国家。在历史上，上述诸国曾经把中国传统文化作为先进文化加以吸收，从而促进本国文化的发展。其中儒家文化的影响可谓最大，若欲知其详情，请看下文的解析。

森田疗法与儒学有很深的渊源，这是因为中日两国文化交流源远流长。在精神医学、心理学领域也有相互影响。本节主要叙述森田疗法与儒学之间的渊源，考虑到儒学是一门很深奥的学问，所以先简单谈谈儒学传入日本之小史。

这里，笔者依据儒学研究家王家骅的《儒家思想与日本文化》、蔡德贵的《东方儒学论纲》和陈奉林的《儒学在日本》等文章，加上笔者平日积累的知识，向读者介绍儒学传入日本之小史。

自古以来，日本接受中国汉字、儒学、佛教、科技、司法和生产工艺的影响，社会发展与中国关系密切。以儒学为主体的中国文化，是日本接受中国影响的重要方面。

儒学的传播有很悠久的历史，最早大约在公元 3 世纪末，朝鲜学者王仁奉百济王之命，曾携带 10 卷《论语》、1 卷《千字文》前往日本，担任其皇子之师，儒学从而传入日本。儒学在日本很受欢迎，并广为传播。6 世纪时，日本正式进入儒学文化圈。到 7 世纪初的604 年，用明天皇次子圣德太子制定的"十七条宪法"，明显受到儒家思想的影响，其中引用中国文化多达 15 条，例如该宪法一开头便引用了《论语》中的"和为贵"。

以后，日本不断派出留学生到中国，回国后带回了大量儒家典籍，逐渐形成了以"大学寮"为中心的儒学传播网，儒学传播者主要有菅原清公、菅原是善、菅原真道、都良香、纪长谷雄、三善清行、大江朝纲等。

12 世纪以前，儒学在日本的传播以汉唐时期注释的儒家经典为主。到 13 世纪，宋学开始传入日本。宋学的传入是由留学中国的日僧圆尔辨圆、兰溪道隆、兀庵普宁、大休正念、子元祖元、一山一宁等人开始的。他们在传播禅学的同时，也传播了程颢、程颐、朱熹和张载等的著作和儒学思想。14 世纪，日本儒学几乎被禅僧"五山僧侣"所独占，代表人物主要有虎关师练、雪村友梅、中岩园月等。宫廷中也出现了一批研究儒学的贵族学者，有的学者开始用儒学理论说明日本的国体，开始了儒学日本化的步伐。

待到 16 世纪，禅僧独占儒学的局面被打破，宋学，即程朱理学的研究得到重视，出现了博士公卿、萨南、海南三大宋学派。博士公卿派由朝臣和贵族组成，代表人物有清原业忠、清原宣贤、一条兼良等，他们的贡献与五山僧侣一样，也是在讲儒书、传播儒家思想等。

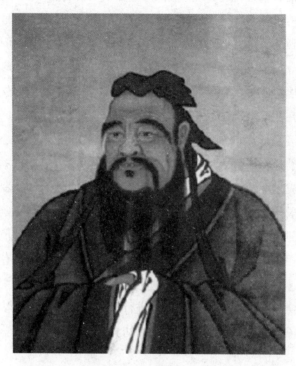

孔子画像

萨南学派由桂庵玄树创立，故又称桂庵学派。桂庵的门人月渚英乘、二洲一翁、文之玄昌、泊如竹等，均属该派。该派重视朱子学，主要贡献是为日本儒学的传播和发展培养了一支潜力很大的队伍，完成了朱熹重视的《四书》的日本化。海南学派则由桂庵的另一门人南村梅轩所创立，也称梅轩学派，他提倡君子儒，反对小人儒，注重躬行实践。梅轩门人吉良宣经、吉良宣义、如渊、天室等均属该派。萨南派和海南派都不仅限于传播儒学，而是发展到在政治、思想、经济、社会、医学等多个领域运用儒学，为江户时代儒学的鼎盛奠定了良好的基础。

江户时代是日本封建社会的全盛时期，同时也是儒学的鼎盛时期。江户幕府第五代将军德川冈吉亲自向下属讲授四书、五经等儒家经典，坚持长达八年之久。德川幕府在经济上和政治上采取了一系列巩固封建制度的措施，在思想上为巩固政权，则把朱子学尊奉为"官学"。朱子学遂成为几百年中占统治地位的官方意识形态。朱子学作为官学，发挥了稳定幕藩体制和保护身份等级制度的作用，客观上起到了有益于社会的功能，如推动了日本人合理主义思维的发展，也为日本接受近代自然科学奠定了基础。

朱子学是在朱熹之后不久就传入日本的，而后根据日本人的师承关系，分成多个流派。其中京师朱子学派的藤原惺窝和林罗山，被认为是日本朱子学的开创者，他们使日本儒学最终摆脱了禅学的束缚，并与日本神道相结合，使儒学逐渐向伦理化发展。该派其他人物还有木下顺庵、雨森芳洲、室鸠巢、新井白石等。其他派法尚有海西、海南、大阪、水户朱子学派等。这些学者有的在不同程度上主张气一元论、理气合一论、泛神论，对宗教进行批判，发展了朱子学的穷理精神，是朱子学的左派，有的则排斥一切异端，只扩大朱子学的理一元论及保守主义的成分。

在江户时代，与朱子学相抗衡的有古学派、阳明学派，它们也属于日本儒学范畴，同属封建统治阶级意识形态，但它们与代表官方意识形态的朱子学派不同，只是代表不掌权的地主阶级，以及闲居京都的贵族（古学派）、中小地主和下层士族（阳明学）。

日本阳明学派的创始人是中江藤树，在他之后，阳明学派分为两派：德教派和事功派。德教派具有强烈的内省性格，主要人物有渊冈山、梁川星岩、春日潜庵等。事功派注重实践，以改造世界为己任，主要人物有熊泽蕃山、佐藤一斋、大盐中斋、吉田松斋等。日本阳明学派虽然也用传统的儒学概念，但他们有重视实践的倾向，后期学者还重视"洋学"，这样为明治维新作了思想准备，造就出一批维新志士。

19世纪上半叶，日本统治者把儒家的纲常礼教应用于治世实践，带来了社会的稳定与发展，从而使日本的社会文化进入成熟的时代。儒学基本上是日本占统治地位的思想。当时日本统治者认为儒学五伦和诚意、正心、齐家等，是治国平天下的思想。将儒学提高到法律的高度，对于维护万世一系的天皇制度，端正君臣地位，约束国民伦理道德，都起到了巨大的作用，当时连西方人也承认日本人几乎像中国人或朝鲜人那样，成了彻头彻尾的孔教徒。

明治维新以后，日本受到西方资本主义文明的挑战，儒家学说遭遇激烈批判，儒学作为一种思想体系渐失其至高无上的地位，传统思想已不可能以原先的形象重新出现，但还是有学者将传统思想加以现代化，而统治者对这种披上时代新装的传统思想也有需要。西村茂树主张，日本的道德之教该是东方的儒学和西方的哲学有机结合起来，使其成为以道德为主的"世教"，这种思想被称为混合儒教主义，既不是儒教，又不是哲学，更不是佛教和基督教，但它又不离开儒教，离不开哲学，同时也吸收佛教和基督教。井上哲次郎则全面提倡国家主义和儒教主义的伦理，将神道、武士道作为超阶级、超时代的国民道德。明治维新初期的大企业家、被称为日本工业之父的涩泽荣一，也十分重视儒家思想，认为儒学是日本"和魂"的基础，提倡在算盘和《论语》的基础上建设日本的现代企业。战后日本受美国文化影响很深，但日本很好地保持了自己的传统文化：以有用为价值基准，宽容多维的价值观，使得日本传统文化成功地适应西方文化的挑战，并为日本的发展做出了积极的贡献。

在明治维新以后，日本人更多地接受了西方的民主思想、价值观念、伦理道德和生活方式。从此少见 19 世纪以前日本人孔教徒的形象。但是，也并不能说儒学完全失去了影响，儒家思想经过 1700 多年的传播，已经融入日本人的思维方式、行为方式、情感方式及生活方式之中，成为日本民族性的重要组成部分，并渗透到社会的各个领域之中，成为日本占统治地位的意识形态，也是日本传统文化的重要组成部分，这些已成为不争的事实。西方把日本称之为"儒教文化时代"、"儒家资本主义"、"新儒教资本主义"、"新儒教国家",这些都是对儒学在日本存在与传承的佐证。

5.3 森田正马恩师吴秀三是中国后裔

参考中国学者王勇教授,日本学者鸟越宪三郎教授、日下恒夫教授等学者的研究,以及《日本天皇是中国吴姓后裔?》①等文章,笔者在此简要梳理一下吴姓与日本的关系:

中国的吴姓历史久远,可追溯到4000年前的周文王时代。吴姓起源大致在现今江苏省一带。古代有吴越两国,越王勾践灭掉吴王夫差以后,吴人后代奔向中国各地及东南亚各国。吴人向海外拓展,最早是到日本,大约在公元前450年,吴国灭亡后,其王室一些幸存者到达日本。其中一支系吴太伯的后裔,他们成为日本皇室,给当地带来了文明的种子。元朝初年,中国的史学家金履祥在他的《通鉴前编》中提到:"日本又云吴太伯之后,盖吴亡其支庶入海为倭。"不久,日本著名僧人中岩园在《日本纪》中也有同样的结论性记述。

吴姓历来是中国人口众多的大姓氏之一。追根溯源,吴姓是从上古周族生根发派的。古公亶父是上古周族的领袖,即周太王,传为后稷自发第博十二代孙,也就是周文王之祖父。相传古公亶父有3个儿子,太伯、仲雍和季历。小儿子季历颇有才干,其子姬昌又自幼聪明过人,因此古公亶父打算让季历为继承人,以便将来传位给姬昌。太伯和仲雍明白父意,就自动让贤,远走东南沿海一带。他们带去先进的中原文化,在江苏一带建立了吴国。太伯、仲雍相继为君,以后仲雍的子孙世代相传。春秋后期,吴国逐渐强大起来,吴国君王阖闾任用伍子胥为相,孙武为将,一度攻破楚国。他的儿子夫差打败越国,

---

① 廖育群:《日本天皇是中国吴姓后裔》,《大韩经络诊断学杂志》2005年第2期,第158—180页。

战胜齐军，北上与晋争霸，吴成为当时的强国。后来夫差骄傲自大，不听伍子胥的劝谏，贻误战机，结果被越王勾践打败，弄得国破家亡。吴王夫差的子孙流散四方，其中一部分到达日本。他们虽在异国他乡，但是仍很爱国，留恋故土，并以国为姓，自称吴氏，这便是移居日本的吴姓的由来。

汉、魏至隋唐时候，日本的倭王怀念故土，曾经多次派遣使者来朝拜大陆王朝，并郑重声明：日本王室是吴太伯的后裔。我国的史书《魏略》、《晋书》、《北史》、《路史》、《梁书》都有记载。这一史实引起很多中日学者、史学家的兴趣。数百年后的民国初年，吴氏后裔吴佩孚将军惊奇地发现，他和同时的日本天皇同为吴太伯第 121 代孙。至今，日本吴人很多后代为保留自己的血缘标志，仍使用吴姓，而且从吴姓演化成"吴人"、"吴羽"、"吴服"、"吴汉"、"吴服部"等许多姓氏。但是，其中也有确是吴姓的后裔，却演变成看不到"吴"字的姓氏，例如"松野"。日本《新撰姓氏录》中记载："松野，吴王夫差之后，此吴人来我之始也。"

在日本吴姓的后裔中，不少出类拔萃者，如森田正马恩师吴秀三，他系艺备医学会会长、医学博士。吴秀三在日本医学界，特别是精神医学领域颇有影响，下文还要详加叙述。又有吴文炳博士，他是日本当代著名经济学家，曾担任日本大学经济学院院长。另有吴秀三之弟吴文聪，他是日本统计学家、"国力普查之父"。还有很多人，都是日本吴姓的佼佼者。

不能不介绍与森田疗法关系密切的吴秀三博士。他生于 1865 年（元治二年），殁于 1932 年（昭和七年），系广岛藩兰医吴黄石之子。吴秀三生活在"儒教文化时代"，曾任东京帝国大学副教授，后赴德国、澳大利亚留学，获精神医学博士学位。1901 年回国，晋升为东京大学教授，并兼任巢鸭（后改称松泽）医院院长。其父吴黄石也是很有造诣的医学家，中西医都学习过。吴秀三在日本普及克雷佩林学派的新精神病学，使精神病患者的护理法焕然一新，为日本现代精神病学奠定了基础。

待到 1926 年昭和时代，吴秀三专心著书立说、翻译医学书籍。著有《精神病学集要》上中下卷、《精神病学鉴定病例》上中下卷、《矶边偶步》上下卷以及日本医学史、精神卫生发展史和东洋史之类书籍。日本古典丛书的新书介绍中，肯定吴秀三、石田升、森田正马是日本现代医学的奠基人。

在清末民初，中国最早的《中学生理卫生教科书》，是由日本吴秀三医学博士的著作翻译过来的，非常适合我国当时中学、师范及女子高等学校使用。该书由荣获"教材之乡"美誉的江苏省无锡市编辑出版。初版系光绪三十二年六月出版，译者为华申祺、华文祺两兄弟，这本生理卫生教材内容丰富，绝不亚于现代生理卫生教科书。全书共分 11 章 32 节，126 页。内容包括骨骼系统、筋肉系统、消化系统、循环系统、呼吸系统、皮肤、泌尿器、五官器和关于全身之生理。文体为文言文，条理清晰、翔实，言简意赅，注重生理卫生，而且病理也说得很详细。

吴秀三教授曾首创慈善团体——精神疾病患者救治会，由该会牵头，于 1902 年（明治三十五年）发起编撰日本精神卫生运动史。此后的 1952 年，日本才有精神卫生法，相应地建立了精神卫生审议会、精神鉴定和精神卫生咨询的诊所等机构。1952 年，在千叶县建立了国立精神卫生研究所，此项研究被定为国家事业而备受重视。1960 年制定精神发育不全福利法，对此类患者施行优惠措施。同年成立儿童精神医学会。1961 年进行发育不全儿童的全面普查及全国精神病院调查，1963 年成立了特殊教育学会、日本临床心理学会等，这些都与吴秀三教授的努力和他打下的良好基础密不可分。

5.4 吴秀三与儒医吉益东洞

前面已简述过吴秀三生平及医学上的业绩。吴秀三甚为崇尚儒医吉益东洞，若问何以见得？有历史记载为证。吴秀三医学博士在评价古方派诸多名人时谓："于是等诸家间而拔其群、萃其精、为其岱宗者，即东洞先生也。"吴秀三收藏不少东洞著述，如《东洞一毒说评论卷》等。吴秀三在为艺备医学会所编《东洞全集》时，所撰写的、相当于该书导读与东洞传记的长文《吉益东洞先生传》中，于开篇之处即明言："吉益东洞之名声，即便是在三百年后的今天，依然籍籍存在、回响于我邦医界。他的名声，即我邦医学之名声。我邦汉方医学之名声，即所谓古方派的名声也。"① 当时他广引现存史料，撰写成相当于东洞个人传记的长文，成为后人了解和研究吉益东洞的基础资料。

吉益东洞系古方派代表人物。所谓古方派是日本医学界的一个派别。它是相对于折中派、汉兰医学派等多种学派而言的。古方派主张使用中国的古代处方，治疗日本人的疾患。他们特别推崇张仲景的《伤寒论》，遍阅《素问》、《灵枢》及《金匮要略》等中国的医药书籍。古方派发起人是京都的名古屋玄医（Nagoya Genyi 1628—1696），该人提倡回归古代医学，他的主张得到吉益东洞、香川修德、山胁东洋、松原一闲齐的支持，这四人在医学上有独到的看法，弘扬了中国的某些古代医学，被后人称为古方派四大家。吉益东洞虽是后起之秀，但医学成就卓著，被后人赞誉为古方派代表人物。

吉益东洞待到年富力强的 36 岁时，大彻大悟："万病唯一毒，众药皆毒物，以毒攻毒，毒去体佳。"此即形成吉益东洞有名的"万病一毒"之说。他整理、实践过很多中国古处方，提出"同病异治"、"异病同治"等中医学辩证理论。正因为此，古方派亦被称为中医学派、汉方医学派。

追溯古方派的兴起，与当时中国医界对于《伤寒论》的重视与研究密不可分，他们直接以张仲景为师，先于吉益东洞倡导使用

---

① 吴秀三：《东洞全集》，京都：思文阁出版社 1970 年复刻本，第 1 页。

森田疗法

《伤寒论》方药的是山胁东洋（1705—1762）。山胁东洋将《伤寒论》大扬于世。古方派兴起的另一重要原因，则是受儒学领域复古之风的影响。

当时，随着商贸交流的日益繁荣，中日两国之间的文化交流也开始活跃起来，知识的传播逐渐从宫廷向民间转移。这时，代表着中国当时最新医学水平的"宋明医学"首先为日本医界普遍使用。他们将医学理论简化为："能识百病生于一气之滞留，则思过半矣。"这种学说广为传播。当时日本各界的领先文化人，多是尊儒者。当时日本社会有"儒医一本"之说，即儒学与医学同源。所以吉益东洞将先于自己倡导使用《伤寒论》方药的山胁东洋比作儒学家伊藤仁斋，而将自己比作后来者居上的物徂徕："我医方譬之今之儒流，东洋伊藤仁斋也，先众启其端焉；吾业不敢让，物徂徕焉。"物徂徕就是日本儒学家思想家荻生徂徕（1688—1728）。

吉益东洞的著作颇丰，各类著述多达 11 种。其子吉益辰于 1785 年披露其父的著述谓："凡千卷。方术之士往往见之，谓是真古疾医之道也。"代表作有《类聚方》一卷（成书于 1762 年，问世于 1769 年），此书从《伤寒论》、《金匮要略》选处方 220 个，分类编排，并亲试之方置于卷末。吉益东洞所撰《类聚方》、《药征》等著作，既选择性地吸收了《伤寒杂病论》的精髓部分，又结合自身经验类编而成，使古方派发展达到巅峰；此外，由于"腹诊"在《伤寒论》中多见，吉益东洞亦大为倡导之并将其具体化。他的儒医理论，不仅与当时社会和医学背景相呼应，而且迎合了日本简朴务实的民族心理性格，故合者甚众，很快压倒众说，成为汉方医学之主流，至今不衰。村井琴山谓："中华历代数千数百之医人，观仲景无过于此。"吉益东洞还有著作《古书医言》四卷（1813 年初刻，1864 年刊行），此书从《周易》、《书经》、《内经》、《伤寒论》抄写出有关医药精华，逐一评说。另有名曰《医事古言》之书一册，刊于 1805 年。

吉益东洞生活在日本江户时代，那时儒学盛行，吴秀三崇尚儒医、接受儒学，医学水平超群，森田正马师从这样一位出类拔萃的吴氏后裔，毋庸置疑，会受到中国文化的熏陶，其创立的森田疗法与中国儒学有缘，则是不言自明之理。

6

森田疗法与道教

　　道教主张道法自然，森田疗法的精髓是顺应自然，可见两者异曲同工。关于顺应自然，前边我们已叙述很多，此处不再赘述。不过我们需要交代清楚的是森田疗法与道教之间的渊源，具体而言就是顺应自然与道法自然的关系，从而深入了解森田疗法与中国传统文化的关系，这样更利于中国人接受、实践森田疗法。

　　一种宗教，就一般规律而言，在其诞生以后，才会有那个宗教的研究家。然而道教却是在道家出现之后，才在道家思想基础上衍生出的宗教。不妨说这也是道教的一大特点。有鉴于此，要认识和理解道教，需要了解道家与道教的关系以及两者的不同。

　　道家最初是以老子、庄子为代表的先秦时代中国哲学史、思想史上的一种学术派别，而道教是宗教。道教是以长生不老之道作为最高信仰的，是中国本土固有的宗教，它用神仙不死之道，教化信仰者，规劝人们通过养生修炼和道德品行的修养而长生、成仙，最终解脱死亡，求得永恒。二者之间有联系又有不同，道家思想的核心是"道"，后由道教所继承、改造。道家创始人老子被道教塑造为太上老君，成为"混沌之祖宗，天地之父母，阴阳之主宰，万神之帝君"。《道德经》和《庄子》既是道家典籍，又作为道教的"真经"被信仰。

　　道教是东汉中期形成的宗教，道家哲学是道教重要的思想渊源。道教的三清尊神及包罗天神、地祇、人鬼的神仙谱系也都是从"道"

衍化而来。道家对道教有着深刻的影响，道教核心的成仙思想和各种修炼方术也有着道家神秘思想及养生术的渊源。老子有"长生久视"、"谷神不死"之类的言论；庄子书中有关于"真人"、"至人"、"神人"和他们"不食五谷，吸风饮露"，"入水不濡，入火不热"，"乘云气，御飞龙"之类的思想。道教继承发展了这些思想，相信"道"可以"因修而得"，并为此而实行一系列的"道功"、"道术"，如服食、行气、房中、守一、外丹、内丹以及斋醮、符箓、禁咒等。所以，道家是道教最重要的理论基础，道教是道家某些思想的发展和实践。道教在多方面继承而又改造了道家的思想，所以可以说，道教与道家有同也有异。

按照一般的划分标准，一般把道家的发展阶段分为：先秦老庄道家，秦汉黄老道家，魏晋玄学道家。魏晋以后，道家实际上已成为一个历史名词，不复存在，道家被道教取而代之。魏晋以后人们所说的道家，除了确指先秦和汉魏晋道家以外，多指的是道教。即便是人们常说的"唐代钦定道家"，其骨干多是道教中人物，实际上也就是道教。因此可以说，魏晋以后道教取代了道家的地位和作用。道教的思想体系中包含了道家的哲学思想所缺少的因素，而这些因素在现实生活中对于人来说却是至关重要的，例如，道家诉诸心灵或理性，而道教却诉诸人的情感、情绪或情趣，充分普遍而又巧妙地利用人的敬惧、神秘和惊异等感觉，而道家却对此熟视无睹。

6.1 道法自然与顺应自然

6.1.1 何谓"道法自然"

老子生于公元前 571 年，距今已有 2580 多年。他是中国古代伟大的哲学家、思想家、道家学派的创始人。老子有一句名言："人法地，地法天，天法道，道法自然"。此名言出典于《道德经》或《老子》的第 25 章。它仅有 13 个字，却简洁地阐述了一个深奥的哲理，

森田疗法

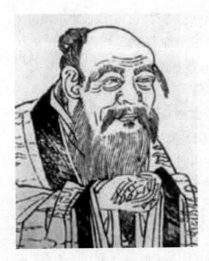

老子画像

即万物都有其自然状态与内在秩序、生命规律及发展趋势。简言之，"道法自然就是道遵循自然。"①

道法自然的意思为：道生万物以及天、地、人的活动过程都应以"自然"为法，并非"道"之上还有一个"自然"实体的存在。《老子》一书的第51章中说："道之尊，德之贵，夫莫之命而常自然。"他认为宇宙的一切都是自然而然生成的，人类应当顺应自然，不可刻意作为。庄子继承老子的天道自然思想，讲

"之乐者，应之以自然"，并主张人生的目的就是顺应自然。

道法自然是道和宇宙万物自然的状况，也指宇宙万物具有淳朴本性，更说明宇宙万物因其自然本性而拥有自身的存在和运动方式。人就应该遵循自然的法则。

道教推崇一个"道"字。道教认为，自然才是"道"最本质的特性，也是宇宙万物最根本的法则，任何事物都应该接受这一宇宙法则的制约。所以万物是尊道而贵德，犹如"天地相合，以降甘露"一样，它是天地和谐而自降，完全是一种自然而然的现象。正如一切植物春生夏长，秋实冬枯。人有生老病死，完全是一种自然的规律。道教所说的道法自然，就是告诉人类顺应自然。道法自然就是使天地万物不受外力干扰，让其呈现自然和谐状态，换言之，顺应自然。

人类要认识道法自然的重要性，主动去顺应自然，尊重自然，效法自然。只有这样，才能达到人与自然的和谐统一。懂得这一基本道理后，人类可从道法自然中举一反三，比如健康，只有人与自然保持

---

① 楼宇烈：《王弼集校释》，中华书局1980年版，第65页。

在和谐的状态之下，才能维持健康的体魄。如天冷时就要穿得暖和些，天热时就要少穿些，使自己顺应自然的变化；再如世间万物有盛衰兴亡，不可抗拒。在四季分明的地方，人类不能违背这一规律，试想如果秋天去插秧，冬天去收获，岂能达到有粮食吃的目的？

6.1.2 "道"与"自然"

老子说"道法自然"，并以"自然"这一观念为其哲学思想的基本精神。那么，"自然"又是什么呢？简单地说，就是指自然界的规律，如东西南北，前后左右，其位置是不能改变的，若刻意改变，方位就会发生混乱。《易经》中说："天行健，君子以自强不息"。天的运行有一定轨迹，而且永远不变。犹如冬去春来，周而复始，这天之顺序，从不越轨。

我们在日常生活当中，常说遇事要"顺应自然"，此话说起来容易做起来却很艰难。因为人的错误意志往往违背这个顺序，也就成为生病的原因。相反，顺应这个顺序就健康长寿。有些人晚上该睡觉的时不睡觉，早晨该起床的时候睡懒觉。年轻人该到结婚的年龄不结婚，有的完婚后该生孩子却不生。那么他们整个的人生程序都被打乱，所以身体不会健壮。人要遵循这个"小宇宙"运动的秩序，顺着它生发、生长、收敛、收藏，万事万物就顺遂。任何行为与事物都应该顺着它自身运行的规律，不必去制约，不应违背它。

6.1.3 "无为"与"顺应自然"

前面已叙述《道德经》中的"道法自然"，此处向读者要说明的"无为"，也是《道德经》中的一个重要概念。该书中竟有 12 处提到"无为"。"道法自然"也好"无为"也好，出于老子同一个理念。即人类要顺应自然，不应与自然相拗。

"无为"的定义是顺应自然，不妄为之意。《道德经》第 3 章中称"为无为，则无不治"。这与笔者要弘扬的森田疗法理念一致，特在此与大家共同学习、探讨。

道教以"道"为基本信仰，认为"道"是无为的。因此，无为便成为道教徒对自然界的运行和人类社会发展的基本认识，以及人安身立命的基本态度。

道家的无为，并非不求有所作为，只是凡事要"顺天之时，随地之性，因人之心"，而不要违反"天时、地性、人心"，切忌凭主观愿望和想象行事。换言之，顺应自然。

6.2 道教在日本的传播情况

6.2.1 道教在日本的传播情况

道教最初传入日本的途径，有两种说法：一说是经由朝鲜半岛；一说是长江流域的归化人，他们带去了神仙思想和方术等。不过学术界也有另类说法，即道教并未曾传入日本。不过笔者通过研究，并综合日本吸纳中国文化的历史轨迹及特点，认为道教不仅传入日本，而且在日本有较为广泛的应用与较为深入的研究。

星移斗转，后来则是由遣隋使、遣唐使以及随之而来的日本留学生和留学僧们传播回去。他们在各地直接学习中国的道教文化，并带回大量的道教经典。

与此同时，中国的道士也有东渡弘法者。据道教研究家朱越利先生考证，最早在唐代（约744—752），有一位百岁道人曾经漂洋过海抵达日本。该人是一位精于修炼方术的道士，可惜未流传下该人姓名和更详细的资料。

由日本学者提出的关于道教传入日本的考古证据有：神兽镜，镜上铸有道教语言，如东王公、西王母二神名字以及"延年益寿"、"寿如金石"等；静冈县的伊场遗址和宫城县多贺城遗址出土过木简，木简上书有道教符咒；藤原县出土的木简，内容为陶弘景《本草集注》上卷；伊予的汤之冈碑文，含有道教内容。

还有日本最早的权威性历史巨著《日本书纪》，成书于公元720年书中就记载不少神仙传说和尸解仙的故事。在天武天皇（673—

685）时期，始创八色之姓，其中首先提到的就是真人，天武天皇也被视为"真人天皇"。这些都反映了在平安时代（794—1192）以后，中日文化的交流不再依靠遣隋使、遣唐使，而是依赖民间交流。其主要交流方式是求法的僧侣们带回去的大量的道教善书。像《太上感应篇》等书，很早就传入了日本，这些善书经过注释、翻译、刊刻印行，使得道教劝善思想在当时社会各阶层非常盛行，影响颇深。许多著名的学者都接受了道教思想，如中江藤树，他亲自供奉太乙神，著有《太上天尊太乙神经序》、《灵符疑解》、《阴骘文》等有关道教的书籍，被誉为日本阳明学鼻祖。他的弟子们在其影响下也学习道教。

其实在奈良时代（710—784）以前，中国的道教思想已经传入日本并对日本的固有传承和习俗产生过一定的影响。到了平安时期，中国道教的经典、长生信仰、神仙信仰、方术、科仪等便大量传入日本，对古代日本的政治、宗教及民间信仰、风俗习惯等领域都产生了重大影响。

在宇多天皇宽平年间（889—897），藤原左世奉敕撰写了《日本国见在书目录》，其中记载了相当多的道教经典。如《老子化胡经》10卷、《太上老君玄元皇帝圣化经》10卷、《抱朴子内篇》21卷、《本际经》1卷、《玄书通义》12卷、《神仙传》20卷、《搜神记》30卷、《列仙传》3卷等。

这些说明，在奈良、平安时期，已经有大量的道教经典陆续传入日本，并受到朝廷重视。这些经典收藏于宫廷或贵族们的书库里，供宫廷和上层人士阅览，并受到他们的喜爱，从而对他们的思想和日常生活产生了较大的影响。这种影响表现在日本社会的很多层面。如在宫廷流行有服食之风，据《日本三代实录》卷十四载，清和天皇贞观九年（867）的十月十日，仁明天皇曾服食名为"五石"之药品。

在宇多天皇时期，有多处关于服食仙药的记载。这说明魏晋隋唐以来流行于中国的服食之风亦已传入于日本。也有不少通过阅读道经，喜好道教教理并亲身实践道教方术的人。后冷泉天皇康平年间（1058—1065），藤原明衡编成《本朝文粹》，其中载有春澄善绳（卒于870年）和都良香（卒于879年）"神仙"问对的文章，文章中二人不仅大量使用了描述道教仙府、道术的词句，而且提到《太上灵宝经》、《八素真经》、《天地宫府图》、《洞天福地岳渎名山记》等中国道经。

公元10—17世纪这段时期，道教的神仙信仰在日本也很盛行，出现了一些修行山里、辟谷服饵、追求长生成仙的方士术人，如在《元亨释书》的"神仙"之部中就记载有法道仙人、久米仙、生马仙、窥仙等神仙传记。例如关于窥仙就有这样的记载："释窥仙，居宇治山，持密咒，兼求长生，辟谷服饵，一旦，乘云而去。"这说明了神仙道教在日本的流行。

这个时期，道教的庚申信仰、泰山府君信仰、西岳真人、天曹地府、北辰等道教诸神也传到了日本。道教经典、信仰、方术等在日本的传播对日本的宗教、文学、医药学等领域都产生了很大影响，这个时期是日本道教最繁荣的时期。

此外，江户时代（1603—1867），学术界，像贝原益轩、荻生徂徕、天野信景、三浦梅园、平田笃胤、长谷川延年等，他们著书立说，均涉及道教，有的学者甚至亲身实践，热衷于道教信仰。这些反映了江户时代民众道教在日本的普及和盛行情况。

近代以来，在日本的华人中，以儒、释、道三教合一的民间宗教，以及由数教合一的宗教派别，在日本相当流行。如三一教（又称三一正教）：以儒教伦理道德为主，以道教清静无为，佛教渡世救人为辅的宗教信仰，同时供奉孔子、老子、释迦牟尼为主神。圣教会：源于北京三教合一会。以"劝善规过，正心修善，昌明先天大道，研究静坐实学"为其教宗旨。尊奉《金刚经》、《孝经》、《万佛经》、《回天宝忏》为经典。真空教：源于大陆江西、福建、广东等省的真空教派。该教以"复本还原，归一归空"为宗旨，崇奉真空祖师，推崇"静坐法"，用静坐、静悟的修行来达到自身与本体真空的融合。空中教：原为霹雳空中教会，实为真空教一个派别。

1950 年日本成立了日本道教学会。该会在它的成立声明中称：道教被认为是一种渗透在中国人的整个生活之中的宗教，值得研究。日本道教学会的成立，把原来属于日本的中国佛教史学会的道教学者都吸收到了道教学会中，现已有会员 600 余人。

当今时代，在日本集居的华人，如函馆、横滨、大阪、神户、长崎等地方，除建有关帝庙外，日本人也兴建了一些道教宫观。在首都东京西部有座大岳山，山上有多摩道院，代表人物是笹目秀。东京还有一个仙道连，创始人是田中教夫，他曾在北京白云观修行。仙道连以不老不死的仙境作为理想。福岛县有一座名为"池拔利"的道观，创始人是早岛正雄。他自称曾在台湾学道，为龙门派第十三代传人。

概括来讲，阴阳道、风水、五行学说等道教的各个因素，的确已传入日本。古代的贵族们都曾深切信赖并依赖这些信仰。到了江户时代（1603—1867），在民间大大扩大了影响。但是经过明治维新后，其影响力渐渐减少。到了现代，道教基本上没有多大影响。但是日本人对道教的信仰是抹杀不了的，而且道教文化业已成为日本文化的一部分。

6.2.2 日本研究道教的三位学者

日本研究道教的有多位著名学者，由于篇幅所限，恕在此仅举三位，用以说明道教在日本的情况。

一位名叫津田左右吉，系日本早稻田大学名誉教授，日本近代极为重要的思想家。1927 年，出版了《道家的思想及其展开》一书，1938 年，又发表了《中国思想与日本》的大作，他认为道教对日本的古代文化、古代社会制度及民俗信仰的形成，产生过重大的影响。

另一位名叫福永光司，对中国道教文化在日本的传播起到了巨大的作用。福永光司是专门研究当代日本道教的先驱者，他生于 1918 年，毕业于京都大学文学部哲学科，曾任京都大学、东京大学教授、

森田疗法

京都大学人文科学研究所所长、北九州大学教授。福永光司在著作中指出，近代以来，日本的学术界和神道学者，由于受到复古神道"皇国史观"的影响，对于中国的宗教，特别是道教对日本神道教所产生的影响，或是公然抹杀乃至歪曲，或是采取回避的态度。他依据中日两国丰富而翔实的文史资料对此进行了多方面的研究，发表了一系列的著作，在他所著的《道教和日本文化》、《道教和日本思想》、《道教和古代日本》等书籍中，收集了很多颇有影响的论文，例如《鬼道和神道——中国古代宗教思想和日本古代》、《日本的古代史和中国的道教》、《日本的古代神道和中国的宗教思想》、《天皇和道教——关于研究方法和基本资料》、《记、纪和道教》、《"天皇"考六题》、《古代信仰和道教》、《古代日本和江南道教》、《伊势神宫和道教》、《日本的神社、神宫和道教》、《〈古事记〉神话和道教神话》、《〈古事记〉"开天辟地"的神话》等，对我们深入理解中国道教在日本神道教中的巨大影响力有着很高的参考价值。福永光司指出，从包括"天皇"的名称与天皇皇族的仪式、礼节以及色彩的象征意义，就在这许多领域里，古代的天皇制度是学习中国的道教，并在其强烈影响下形成的。作为日本神道中枢地位的"天皇"的称号（古代天皇曾自称为"真人"），日本皇室崇拜的紫色，象征天皇地位和权力的三种神器中的两种神器——镜和剑，祭祀皇族神的伊势神宫以及在神宫内和很多神社中以镜为"神体"的做法，日本古代"大和"的国号，日本神道所依据的重要古典文献《古事记》、《日本书纪》的"神代卷"中的某些情节和思想等，都源自于中国的道教或者说直接、间接受到道教的影响。

关于福永光司所说的道教与天皇制的关系，其中的"天皇制"并不只是指单纯的政治制度，而是包括日本人的信念以及信念体系，是作为一种宗教精神进行构建，并且通过这种对体系的构建而形成的文化体系。福永光司对道教与日本的天皇制之间的关系进行了深入而细致的研究，他通过七个方面对日本天皇制与中国道教之间进行对比，使读者了解到日本天皇制是如何在各种角度学习中国的道教，并在其深刻影响下形成的。福永光司坦率地承认，日本借鉴了中国道教典籍文献。福永光司的研究成果在日本社会引起了强烈的反响。

第三位名叫小柳司气太（1870—1940），与森田正马差不多是同时代的人。小柳是位日本佛教僧侣。1894 年修业于东京帝国大学文科大学汉学科。1921 年以《朱子的哲学》取得文学博士学位，同年来中国考察。在中国期间，小柳司气太住进了道教全真龙门第一丛林——北京白云观，得到了道教宫观生活的第一手资料。1923 年，小柳司气太以授课讲义为底本写成了《道教概说》，出版后不久，就由商务印书馆翻译介绍到了中国。

小柳司气太的主要贡献是：收集和整理了大量道教的历史资料，开始运用较为科学的方法，就像研究其他宗教一样，不带偏见地研究中国的道教。

小柳司气太提出的许多观点，诸如：道教起源于神仙家、上古宗教和民间信仰的结合；道教发展史可以区分为开创期、完成期、唐宋期、分派期和衰亡期等，至今仍有影响。小柳司气太的研究也有明显缺点：他将道教研究局限在道教自身的范围之中，还没有将道教作为一种社会现象来研究，因此很少去探索道教和社会政治、道教和科学文化以及道教和其他宗教的关系。

6.3　道教对日本文化的影响

中国的道教是多神、泛神宗教，认为神不仅存在于自然之中，而且也存在于人们的日常生活之中。因为与一般人的生活息息相关，所以对人们影响很大。前面已说明道教传入日本的小史，此处不再赘述。

公元七八世纪，中国道教的经典、长生信仰、神仙信仰、方术等大量传入日本，对古代日本的政治、宗教及民间信仰、风俗习惯等方面都产生了巨大影响。

事实证明，中国道教在日本既有传播也有发展，对日本文化也有多方面、多层次、广泛而深刻的影响。以下就上至日本的天皇制，下至日本各领域，作以更具体说明：

6.3.1 道教与日本"天皇"称号

日本古代宗教思想的核心是天皇制度。日本学者很早就注意到道教与天皇制的关系。津田左右吉曾指出："天皇御号之所以被日本国采用，是因为它包含着宗教学的意义。它的出处在道教，根据上述考察，殆无可疑。"他还指出，天皇、天王、神道、惟神、神宫、神社等词语皆来自道教。

研究道教与天皇制关系的成果中，颇有造诣的论文是《日本文化与道教——从以天皇为思想信仰谈起》。该论文系福永光司于1981年作的研究报告，他从多方面系统地分析了道教神学对天皇思想和信仰给予的巨大影响。

"天皇"、"真人"的词语来自中国。日本古代史上首次出现"天皇"一词，是在公元607年，此后天皇思想和信仰也逐渐发展起来，并确立了它的地位。与"天皇"一词关系密切的"真人"，从公元7世纪后半叶出现在日本文献中，如天武帝十三年（684）将地方豪族划分为八色之姓：真人、朝臣、宿弥、忌寸、道师、臣、连、稻置，其中位于其首位的"真人"姓，只授予天皇家族。在中国宗教思想史上，"天皇"的含义是宇宙最高神，首次出现在公元前1世纪，比日本早700年。中国的"天皇"概念是把北极星神格化，亦称"天皇大帝"。东汉以来，中国把在紫宫中服侍天皇大帝的仙界高级官僚称为"真人"。

6.3.2 神器中镜和剑来自中国的道教

镜和剑是象征天皇地位的两种神器，它也是来自中国的道教。最早见于中国梁朝道教大师陶弘景的著作中，后来唐代道士司马承帧在《含象剑鉴图》中详细论述了这两种神器所具有的宗教哲学的意义。

据《日本书纪》、《养老令》等书籍记载，在天皇即位时，镜和剑作为玉玺授予新天皇，后来加上八尺琼勾玉，遂成为不可或缺的三种神器，至今在日本皇室中也是很尊贵的宝物。

日本学者在考古中发现有神兽镜，镜上铸有中国的黄帝、东王公、西王母等道教诸神，以及"延年益寿"、"寿如金石"等道教语言；也发现过铜镜，铜镜是日本天照大神的象征，也是日本古代皇家王权的重要神器之一，具有避邪、升仙的作用，却来自中国的道教。

6.3.3　道教影响着日本的民俗与信仰

日本人对神的看法非常模糊，常说："山川草木皆有神"、"八百万之神"，意味着到处都有神。正因为如此，日本易于接受外来的神，也就容易理解。神道的形成和道教极为相似。道教来源于古代宗教和民间巫术。神道是精灵崇拜、以多神教的古代宗教为基础。

在日本天皇和皇室中甚为重视紫色，并一直认为紫色尊崇。这也是受道教的影响。天皇宫殿的门称为紫门，只有最上位的官吏才能穿紫色的服饰。这和中国古代认为天皇大帝住在天上紫宫中不无关系。道家一直将紫色视为正色，两者思想一致。

道教以桃木来驱鬼祛邪，消灾免祸，原本出于《左传》里："桃弧棘矢，以除其灾。"还有《典术》："桃五木之精，故作桃符置于门，以厌邪。此仙木也。"道士为驱鬼邪，以桃木为剑。这个习俗传到了日本，还由此产生了各种以桃驱鬼祛邪的民间故事。

皇室的祖先是天上世界降临的，天皇是现人神的思想和信仰很显然是受中国道教"神人"宗教哲学的影响。在中国道教教义中，有信奉天皇大帝的神仙或真人、神人。他们从天上降临到地上，以便拯救生民，实现世界和谐。如在张道陵道士的传记里，就记载着道教神仙太上老君从天上神仙世界降临到地上世界的故事，并且授予道士张道陵以"天师"的称号。太上老君就被誉为"神人"，既是人又是神，也就是所谓的"现人神"。由此可见日本古代把天皇当作现人神无疑是受中国道教的影响。

6.3.4 天皇长寿祝词出自中国道教

祈祷天皇长寿的祝词也是出自中国道教。日本古代宫廷每年6月和12月举行"大拔"的仪式，即驱邪仪式，宣读祈祷天皇长寿的祝词。记载在公元10世纪成书的《延喜式》卷八之中的祝词如下："谨请皇天上帝、三极太君、日月星辰、八方诸神、司命司籍、左东王父、有西王母、五方五帝、四时四气，捧以银人，请除祸灾，捧以金刀，请延帝柞。咒曰：东至扶桑，西至虞渊，南至炎光，北至弱水，千城百国，精治万岁，万岁，万岁。"祝词中出现的神名，全都来自中国道教的神谱。

6.3.5 皇宫中的四方拜引自中国道教

在日本皇宫中有举行四方拜的仪式，它原封不动地引自中国道教的仪礼。如在圆融天皇天禄四年（974）举行的元旦四方拜仪式上，天皇在朝北遥拜自己本命之星后，念咒文曰："贼寇之中，过度我身，毒魔之中，过度我身……厌魅之中，过度我身，万病除愈，所欲随心。急急如律令。"文中采用的"贼寇之中，过度我身……"的格式，是道教咒文最基本的术语，意即平安地经过我身、无害我身。"急急如律令"更是道士们在念咒文时常用的术语。其中拜谒本命之星的理论和仪式在道教经典《北斗本命延生真经》中有记载。[①]

日本的修验道许多护符的末尾都有"急急如律令"的咒语，便是仿自中国的道教。修验道的许多方术如调息法、炼丹术、入火不烧等以及他们施行的祝咒、占卜、祈禳、预言、掐诀、看风水等，都与道教方术有着密切的关系，因此有的日本学者认为，修验道就是日本版的道教。

---

① 福永光司著、罗时光译述：《日本的天皇信仰思想与中国的道教》（http//www. scienc enet. cn/blog/user_ content. aspx? id = 30713）。

6.3.6 神道与道教神学关系密切

日本神道和神道学与中国道教神学关系密切。"神道"一词首次出现是在《易经》中，后来道教承袭了这一概念，用来指"神明之道"或"清明之神道"，作为宗教世界的一般真理。在佛教传入中国以后，"神道之教"这中国固有的宗教信仰或思想，用于与外来的"佛道之教"相抗衡。从宗教上说，中国古代文化中的神道，便是对道教教义和仪礼的总摄。日本借用神道一词，最早出现在《日本书纪》中，当时作为与外来的"佛法"一词相对置的概念。可以说，日本神道是有意识地采纳了中国道教自古以来所用的"神道"一词。此后，日本神道哲学在发展的过程中，也大量地吸收了中国道教的教义学。①

6.3.7 道教与日本文学

道教传入日本以后，道家思想对日本早期的文学创作影响很深。在公元7世纪时，日本有一种用汉字创作的文学作品，被称为"汉文传奇"，其中以《浦岛子传》为代表，在其创作意识中便包含了浓厚的道家思想的底蕴。《浦岛子传》描写了一位日本的青年渔夫与蓬莱龟女之间的爱情故事。作者把故事场景安排在表现中国道家文化的蓬莱仙境，这种选景便是道家情结。故事中所出现的蓬莱、金庭、仙洞等语词以及紫烟升腾、飞升上天等情景都是道教的语汇及模式。

在10世纪，日本古文学中出现了一种新型文学样式"物语"，日语"物语"是中文"故事"之意。其中《竹取物语》是新型文学样式的第一部，它开辟了日本新型文学创作的先河。

故事描写一位伐竹老翁在竹心取到一个美貌的小女孩，她仅仅用3个月便长大了，取名"竹子姑娘"。5个贵族子弟向她求婚，她答应嫁给找到她喜爱的宝物的那个人，可是所有求婚者都未能做到。就

---

① 生如夏花：《天皇与道教》（http://hi.baidu.com/ryota/ahashi-/blog/item/ac64d8efd6ec37232cf5344a.html）。

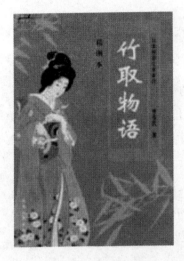

《竹取物语》文学版

在这时，皇帝想凭借权势强娶竹子姑娘，但是也遭到拒绝。在人们都想知道竹子姑娘将如何抉择下一步时，作者却让她回归到月亮，从而结束了这个故事。①

《竹取物语》反映了中国秦汉时代以来，道家方士的"日月神客体论"的影响。在各国的原始神话中，太阳、月亮一般被神化，认为日神和月神也具有生命力。但是自战国时代以来，中国文化以追求人在现世的永生为目标，于是发展出方士与方术，但它们也无力在人世间达到这一目标，于是便逐渐出现让人飞升月亮，在宇宙中完成这一梦想。这便形成了以嫦娥奔月为代表的"日月神客体论"。它是完成中国道家形态的新神话。《竹取物语》中描绘的竹子姑娘系月都之人，于 8 月 15 日返回月亮之国，那天，竹子姑娘穿上"羽衣"，吃了"不死之仙药"，登上"云车"，在百人的簇拥之下，飞向月亮。作者这样创作《竹取物语》，并运用羽衣、仙药、云车创造出回归月亮的场面，也是中国道教经常使用的手法。

奈良、平安时代以后，随着中国道教在日本传播的广泛和深入，大量的道经、善书被传播到日本，并在日本本土出版刊行，中国道教在日本社会的各个领域都产生了较为深刻的影响，对文学领域的渗透和影响就更深入了。

6.3.8 道教与日本医药学

中国道教与日本的医药学有着密切的关系。早在公元 733 年，日本著名和歌诗人山上忆良在疾病缠身时撰写有《沉疴自哀文》，反映

---

① 安布劳希：《竹取物语》（http://baike.baidu.com/view/60652.htm）。

了当时日本人对中国道教医药学的向往。

山上忆良曾作为遣唐使派往中国，他虽信仰佛教，但深受道教思想的影响。不过，在他渴望解脱疾病缠身时，却只字不提佛教医学，而是向往扁鹊、张仲景、华伦、葛洪、陶弘景等中国道教良医。为此，一些日本学者认为，包括神话时代在内，日本古代医药学以吸收中国道教医药学而开始，并以其为中心而发展。

奈良、平安时代以来，在日本出现了不少深受道教影响的医学著作。丹波康赖于公元 984 年写就的《医心方》30 卷，是根据隋朝巢元方的《诸病源候论》编写的，书中引用了许多道教经典。丹波康赖认为，医学的理念与道教所主张的养生是一致的，而且他认为养生之道最平常、最基本的是"房中术"。《医心方》中引用的道教经典有：《千金方》、《病源论》、《内经太素》、《玉房秘诀》、《本草注》、《抱朴子》、《太极经》、《老子中经》、《延寿经》等近 20 部。

此外，在丹波康赖所著的《长生疗养方》（1184）中记载有"辟谷法"、"去三尸法"和道教的服食术等，他还为日本人亲身实践，如在一条天皇年间（986—1011）所撰写的《政事要略》中收录有 65 例良药驻老验记，其中记载了竹田干继等人因服食枸杞而长寿健壮的故事。

道教在日本传播及其对日本文化的影响，不会不影响森田正马创立的森田疗法。道教的道法自然与森田疗法的顺应自然，确有异曲同工的作用。在此，我们不能不说，我们又找到了一个森田疗法与中国传统文化的渊源。

7

森田疗法与禅

一般人往往把佛教、禅、禅宗、禅定以及禅法、禅学等混为一谈，对其概念不大清楚。其实它们有关联又有不同。弄清关于禅的几个基本概念，对运用禅的思想，结合森田疗法治疗神经质症很有帮助，日本三圣医院早在 50 多年前已这样实践着，所以在此作一些简单介绍，进而了解禅与森田疗法如何有机结合治疗神经质症，同时也可以加深理解冈本常男为何积极资助、推介三圣医院，知晓其慧眼识真与美好初衷。

7.1 关于禅的几个基本概念

7.1.1 什么是佛教

太虚大师说过："中国佛教的特质在于禅"。禅是佛教的根本，"佛"这个词是从印度梵文翻译过来的，它的意思是"觉悟者"，也称其为"佛陀"。

公元前 324—前 187 年，在孔雀王朝时代，佛教被定为天竺国教（天竺就是后来的印度），距今已有 2500 多年。

东汉末期，佛教自印度传至中国，由东汉至魏晋南北朝，再至隋唐，历经七八百年，以传为本，其后才中国本土化。

唐朝贞观年间，玄奘取大乘佛法回国，翻译佛经 75 部，1335卷，可谓洋洋大观。《瑜伽师地论》、《俱舍论》、《大般若经》尽现天竺佛法之貌；《成唯识论》，博大精深，被誉为史上杰作。

其后，法藏大师创华严宗，他把生死、涅槃、真俗、本末、因果等归入法界缘起。

南朝齐梁时期，天竺释迦拈花正宗28代祖师达摩入唐，禅宗肇始，至六祖慧能得立。禅宗独树的不建寺院、不立文字、教外别传之规矩，倡导单传直指，四出四入，均归于心，彻证无生法忍。关于禅宗与禅之事，恕在后文详谈。

关于佛教，香港佛陀教育协会董事主席、著名的净空法师，在多次讲演时，用甚为浅显易懂的语言，对"什么是佛教"讲述得非常清楚。他的讲述后来收录在《认识佛教》一书中，笔者摘要抄录如下：

佛教是佛陀的教育，是佛陀对法界众生至善圆满的教育。教育内涵包括了无尽无边的事理，比现在大学里的课程内容还要丰富。从时间上，它会讲到三世，也称三圣，即过去、现在、未来；从空间上，它会讲我们眼前的生活，一直推演到无尽的世界。所以它是教育、是智慧，是觉悟宇宙人生的教育。

佛教真的是教育吗？如果我们仔细观察，这个疑问就会消除。在日常生活中，只有教学才有师生的称呼，我们称释迦牟尼佛为根本的老师、本师，就是表示这个教育是他老人家创始的。我们自称为"弟子"，弟子是中国古代学生的自称。由这些称呼，我们知道信众与佛的关系是师生关系。就宗教而言，上帝与信徒不是师生关系。佛门则是清清楚楚说明，佛与我们是师生关系；我们与菩萨是同学的关系——菩萨是佛早期的学生，我们是佛现今的学生。我们与菩萨是前后期同学，菩萨是我们的学长。在日常生活中，我们称呼出家人为"和尚"，其实在一个寺院里只有一位和尚。和尚为印度语，翻译成汉语是"亲教师"，换言之，就是亲自教导信徒的老师，就像现在学校里的指导教授，关系非常亲近、密切。倘若他不是直接指导老师，则称他为"法师"，这正如学校里的老师很多，但他没有给我上过课，没有指导过我，就不是"亲教师"。"和尚"与"法师"的差别就在这里。

代表和尚教学的老师称作"阿闍黎"。阿闍黎的言行，可以做我们的榜样，可以做我们的模范，我们可以跟他学习。这些称呼在教育界才有，宗教里面没有这种称呼。由此可以证明佛教是教育。

再从佛教道场的组织（中国佛教寺院）来看，寺院是佛教教学与佛教艺术相结合的一个教育机构，就像现在的学校与博物馆结合在一起。这种形式，就是现代所讲的艺术教学。现代人处处讲艺术，佛教在两三千年前就实行艺术教学。从寺院的组织也能看出它与现代的学校大致相同。和尚相当于学校校长，是主持教学政策的人，课程是他制定的，教师是他聘请的，这是和尚的职责。和尚下面有三位帮助他的助手，佛家称为纲领执事，分掌三个部门：掌管教务的称"首座"；掌管训导的称"维那"；掌管总务的称"监院"。名称与学校不相同，实际上他们管理的事务与现代学校里面的教务、训导、总务没有两样，可知寺院机构的组织确实是一所学校，是一所非常完整的学校。中国过去称其为"丛林"，它就是佛教大学。我们从佛教的起源，一直到中国佛教的建立，可见它的确是一个教学的体系。①（笔者对以上口语文字稍有加工）

7.1.2　什么是禅

禅就是自然而然，禅与大自然同在，禅从不隐藏任何东西，禅在

---

① 净空法师：《认识佛教》（该书系信徒免费交流资料，由奉化市佛教协会弘法利生基金委员会印发赠送），此处摘引自 2004 年 8 月南禅寺版本。

自然中解脱人的烦恼。禅注重修行，追求一种本自天然、随顺自然、以心而行，是一种"一不积财，二不积怨，行也方便，睡也安然"的自然人生观。这与森田疗法"顺应自然"的精神甚为一致。

北京大学著名哲学大家楼宇烈教授说："禅是不能说的。若被问起来，一言不发最好。"① 他又解释道，不要以为禅离我们很远，其实禅就在我们的生活中。赵州和尚曾经说过："禅就是做好自己的本分事。禅是需要你自己去体会、去觉悟的。"赵州和尚的话与森田疗法"为所当为"的宗旨很是一样。

尽管楼宇烈教授说得很对，但是很多人还是按惯性思维，对什么是禅，总是期待有个答案。因为禅非常深奥，便出现了各种说法，不妨记录下来，也许会帮助大家对禅加深理解。

禅是佛教思想的根本，也是佛教的生命。禅（Dhyana）的全称是"禅那"，由古印度梵语翻译而来，中译文为"思维修"、"静虑"等。禅那，也有译为"弃恶"、"功德丛林"的。弃恶是指舍去欲界的诸恶，如贪、嗔、痴、慢、疑等五恶。不过也有另类说法，认为禅最初曾被译成"瑜伽"。

禅超越了主观和客观的对立，回到原本的真实，这就是禅。

一种无念，在没有投射、没有妄想境界的空无宁静中，能照见自性，看到真理，发现本体，谓之禅。

人们对禅有多种说法，究竟应该怎样来定义，的确是一件很难的事，这也说明禅的深邃。有说一旦给它下一个定义，说它"是什么"，其实就已经说它"不是什么"了！所以禅只可意会，不可言传，以心传心，各自觉悟。

禅打破了身与心的对立，直接回到了身心的原点。禅能使身心和谐、安宁、喜悦、恬淡。禅是般若，它是禅的真髓，内涵丰富。般若意指智慧，这禅的智慧是不可说的，勉强而言，就是空而不空，不空

---

① 楼宇烈：《什么是禅?》，《老年文摘报》2008 年 7 月 24 日第 3 版。

而空，谓为空不空。

禅是追求真实的，它关注人的生命和心灵，使人洒脱、自信和开悟，在动与静的瞬间品味出人生的三昧。

禅是非逻辑的，是语言道断的。它探索人的精神，展示人性历练的进程。

禅是一种"如人饮水，冷暖自知"的无言境界。禅如山中的清泉，可以洗涤心灵的尘埃；禅如天上的白云，任运逍遥，不止不碍。

禅也肯定生命自由、顺乎人性，主张自然表达天机活泼、自由和谐的人生情趣和生命意识。

禅是具有万物合而为一的人格观念。禅在穿衣吃饭、举手投足、扬眉瞬目之间均能表现出灵活与智慧，为此人们又称其为生活禅。离开了生活去求禅问佛，无异于缘木求鱼，无从觉悟。

在实际生活中，禅远远超出了佛教的范围、甚至宗教的范围，它不仅直接有同于"心与物"、"迷与悟"、"圣与凡"、"生与死"等涅槃、宗教问题，而且深入揭示出"有与无"、"名与实"、"体与用"、"因与果"、"理与事"、"形与质"等深邃的哲学问题。将禅与中国的儒学、道教等哲学思想有机结合，对中国的思想、文化有着深远的影响。

禅在相当程度上反映了中国佛教徒的心性和思维方式，业已成为中国佛教之魂。近代太虚禅学大师曾指出："中国佛教的特质在于禅。"①

7.1.3 什么是禅宗

禅宗创始于南北朝，而盛于唐末、五代，是中国佛教的一个重要宗派。在中国，因为流行以禅定来概括的佛教理念，重视其修炼的全过程，所以称其为禅宗。又以彻见心性之本源为其主旨，因而亦称佛

---

① 明奘：《禅宗思想与人生智慧》，（http：//www.wuys.com/news/article_ show.asp? articleid=26726）。

心宗。印度只有禅而无禅宗，禅宗纯粹是中国佛教的产物。

禅宗是佛教中八大宗派之一，专门研究禅法。换言之，禅宗已是中国化的佛教。它是古印度佛教传入中国后，与中国文化结合，而形成的一个佛教宗派。

禅宗是中国佛教中最精粹的一个宗派，也是中国佛教中争议最多的一个宗派，其争议从创始禅宗以来，就几乎没有间断过，近现代更是如此。同时，由于"禅"内在的神秘性、局限性和外延的广泛性，自古以来教内外都存在将禅玄学化、简单化、泛化和庸俗化的问题，致使禅宗的发展路径甚为曲折。

7.1.4 什么是禅定、禅法、禅学

"禅定"可以说是最古老的一种修行的方式，早在佛教成立之前就已盛行，佛陀立教，把"戒、定、慧"立为基本三学，是每个佛教徒必须修持的根本法门。佛教传入中国后，历代祖师和各个宗派，无不以"禅定"为其修行和立宗的根本。

禅定是盘腿闭目跏趺静坐的一种状态，一种修行办法或方式，如换种说法，禅定也是"心的永恒"，通过修行，比如数息、念佛等，使自己的心不起妄念，达到一种定境。

禅法就是为了明心见性、开悟修禅的方法，有具体可操作性，可把握性。禅法以定慧为本，定慧即"无所住而生其心"。

禅学就是研究禅的学术门类，也可谓关于禅的一切学问。近现代以来，很盛行开展对禅的研究、探讨，禅学成为佛教界、学术界和文化界研究的焦点和热点之一，在多元文化相互交流碰撞的过程中，各种有关禅的思想便成为唯心与唯物、有神论与无神论，甚至东方文化与西方文化交流的一种平台。

与禅相关联的还有禅观、禅心、禅意、禅味、禅风、禅机等，由禅引申出来的禅语数不胜数，丰富多彩，韵味无穷，恕不在此一一叙述。

众所周知，任何宗教都主张"止恶行善"，禅宗也不例外，不过

各宗教又有所不同，禅宗形成了自身独有的特点。

佛教给人形而上学、玄之又玄、神秘莫测的印象，但是禅却是直接的，不存在信仰不信仰的问题，此首禅诗可以佐证：

佛在灵山莫远求，

灵山只在尔心头。

人人有座灵山塔，

好在灵山塔下修。

这一类的禅诗很多，它说明人的品质不是信仰对象赏赐的，而是人原本具有的。这足以说明禅宗超越了信仰，但是它没有背离宗教救人济世的根本精神，没有背离真理本身。

禅宗还有超越时空之特点，修禅者用顿悟来解脱内在生命的烦恼。所谓顿悟，就是由"有我"转变到"无我"。当然顿悟是逐渐修炼而来，顿悟之后仍需要继续修炼。

禅宗之目的在于顿悟，认为只有"悟后起修"，才能事半功倍。为此，禅宗提倡即使在砍柴、做饭、喝茶等生活中，也能悟道，也能成为大师，也能成为佛，不过应在认真修行的基础上。常言道："不积跬步，无以至千里；不积小流，无以成江河。"修行了才会顿悟，厚积而薄发，是佛的彻悟之道。

回顾历史，佛教的任何流派，都源于释迦牟尼佛在菩提树下悟道成佛，禅宗也不例外，顿悟时体证。不论哪个时代，佛教所说的成佛成道，可以说都是顿悟，问题的关键也在于此。

禅宗的最大的特点可谓不立寺院，教外别传，不立文字，不立言句，不立空色，不立对错，不立规则，一物不立，直指人心，见性成佛；轻教义，重修行，求顿悟，与儒道合，士心皆从。

禅宗虽说不立文字，可是关于禅宗的汉文经典，是所有佛教宗派中最多的。其经典的代表作，先是《楞伽经》，后为《金刚经》、《六祖坛经》，无不显示了禅宗的博大精深。

禅宗不碍万物却以万物合，不在明白中却不是不明白，故唐末五代后，禅宗独盛。

禅宗虽然一物不立却不是没有立，禅宗并不妨碍人我法诸象的存在。若是反问说不还是立了？却又是错。若说错亦是假借其名。若不用错表述，却无法向人表达其意。所以说是错即非错，是名为错。

另外禅宗并非不可说，却不能说可以说。也有人说禅宗没有特点，这没有特点也成为禅宗的特点。

禅宗在中国佛教各宗派中流传时间最长，至今仍延绵不绝。禅宗在中国哲学思想史上也有着重要的影响。宋、明理学的代表人物如周敦颐、朱熹、程颐、程颢、陆九渊、王守仁等都从禅宗中汲取众多营养。

7.2　中国禅宗简史

若谈禅宗史不能不谈佛教史，因为禅宗是佛教八大派中重要的一支。

隋唐时期，中国佛教形成两小宗、八大派的格局。两小宗，系小乘之成实宗、俱舍宗。小乘修身，大乘普渡。八大派，系大乘之天台宗、三论宗、唯识宗、华严宗、禅宗、律宗、净土宗和密宗。

在释迦牟尼之前，印度已经有以升天为目的的坐禅思想；到释迦牟尼时代，开始展现远离苦乐，以达中道、涅槃为宗旨的禅。印度佛教之禅观渐次发达，并产生无数的禅经，后随佛典一起被翻译、传播到中国。禅原意即指静坐、敛心、正思审虑，以达到定慧的状态。

相传菩提达摩于公元 526 年从印度来中国弘扬禅法，因其禅法不为当时佛教界所重视，乃入嵩山少林寺，于寺中面壁九年，以"二入四行"禅法教导弟子。"二入"指"理入"和"行入"。"四行"指"报怨行"、"随缘行"、"无所求行"与"称法行"，属于修行实践部分。其弟子有慧可、僧璨、道信，至五祖弘忍后分为南宗慧能、北宗神秀，时称"南能北秀"。

森田疗法

菩提达摩传授的是翻译四卷本《楞伽经》，用以"印心"，所以禅宗早期也称作"楞伽宗"。而以六祖慧能（638—713）为代表的南宗提倡顿悟，专事《金刚经》的弘传，真正意义上的禅宗才正式创立，菩提达摩被尊奉为禅宗东土初祖。

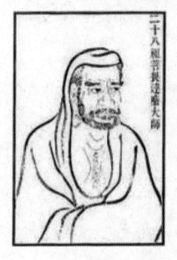

达摩画像

慧能是在吸收并扬弃达摩禅的基础上建立起不同于传统佛教的新思想体系。慧能弟子中，南岳怀让和青原行思两支法系到唐末特别繁衍。8世纪中叶居住洪州，开创"洪州禅"，后因弟子百丈怀海之力，遂形成洪州宗。一时与荷泽宗、牛头宗三足鼎立。怀海创立禅院，并制定"禅门规式"，即后世所称"百丈清规"。成为一个独立的具有中国特色的佛教宗派。慧能禅宗提倡自由任运的生活方式，使僧侣生活平民化、人性化。

自达摩赴东，到六祖慧能，形成了中国佛教特有的禅宗。

禅宗真正成为中国老百姓的血液，乃至成为中国文化的主流，不再是外来之物，发端于唐，成熟于宋、明。

释迦牟尼的修禅不是枯木死灰般的静坐，也不是顽石般的一无所知，而是运用正确的思维，在安然地静坐中，呈现旺盛的生命力。

开始弘扬禅宗，正是唐代高宗和武则天的时代。

到中唐以后，盛行拳拳棒喝之机法，禅之意义扩大，不必静坐、敛心才是禅，拾柴运水、吃饭穿衣等平常动作亦可称之为禅。

汉代末期，禅法传入中国，最初均为小乘系统之禅观思想。东晋鸠摩罗什以后，介绍各种禅法，尤以念佛法门为要。至宋代求那跋陀罗译出四卷《楞伽经》，列举愚夫所行禅、观察义禅、攀缘如禅、如来禅四种禅说。

禅宗本来是注重于身心行为的实证，与工夫、见地并重，四种禅说提出后，便成为一种学术思想，可以与行为及工夫的实证脱离关系，于是谈禅的"口头禅"之风，便大为流行，如两晋的"玄谈"现象。

又经元、明、清三个朝代，时间跨度为一千余年，地域广度则包括东亚及东南亚，禅宗的宗风蔚然大行。有资料可见的参禅者，不过两千人左右，而经过习禅，真有成就者也就不超过三四百人。其中有大成就者，寥寥可数，可见修禅谈何容易。

真实的禅者，除了生活与言辞的机趣以外，其德行修炼有工夫者，都是顶天立地的大丈夫，又何尝是徒托空言，而不见之于行事之间的谈士，不过谈谈禅学，总比埋没略胜一筹，未尝不是好事。

所谓禅宗，就是融会老庄思想的道家佛学而已。其实，禅宗很多名词术语都借用于老庄与儒家的词语，但那只属于借用而已，禅宗本身的精神，并不因为借用老庄的名言，就认为是老庄或道家思想。

清代的名士龚定庵不但有推崇天台止观的禅定专文，而且还积极排解禅宗的弊端。

至于禅宗发展的历史，大多偏重六祖在曹溪一隅传授的禅宗，并为其道统所左右；事实上，从初唐到盛唐之际，影响中原与长江以北的禅宗，还是得力于以前四祖、五祖的旁支所传师弟们，尤以六祖的师兄神秀的力量居多，到了晚唐、五代、南北宋，其间所有佛学与禅宗的影响，均是六祖一系禅宗五家宗派。而其中架起南能顿宗的桥梁，建立起灯塔的，便是六祖再传弟子马祖道一与其弟子百丈怀海禅师。两人的主要功绩在于创建了禅宗丛林制度，若有人把六祖一系禅宗的兴盛视为一笔糊涂账，并算在六祖最小的弟子神会身上，那是偏见所致，不足为训。

禅宗在初唐时期，由于以上所讲时势助缘的推动，又因为有六祖慧能与五祖门下弟子们的弘扬，因此深受朝野推崇。在唐高宗与武则天时期以后，除了六祖的师兄神秀已为朝廷的"国师"以外，由五祖旁支所出的嵩岳慧安禅师、惟政禅师以及四祖旁支法嗣的道钦禅师等，都曾相继为"国师"。华严宗的崛起，与四祖、五祖一系的禅师很有关系。

至于禅宗六祖慧能大师的禅道，在武则天王朝至唐玄宗时期，才由岭南传播，渐渐普及于长江以南的湖南、江西之间，后世所谓"来往江湖"的成语，便因此而起。六祖门下的弟子，大多歇迹山林，专修禅寂，极少如江北中原的禅师们侧身显达，这对禅宗在一般知识分子与民间社会的传播起到很大的作用。尤其是六祖创立了不用高深学理，只用平常说话表达佛学心要的修行方式，后来马祖道一、百丈怀海等在此基础上建立了南传禅宗曹溪顿教的风格。无论问对说法，常常引用俗话村言，妙语连珠，不可把捉，只在寻常意会心解，便可得其道妙，使庄严肃穆、神圣不可侵犯的佛经奥义，变为轻松诙谐、随缘显露的教授法，这是中国文化禅学的创作，也是佛学平实化的革新，因而产生了禅宗与佛学几个不同的特点。

到了晚唐、五代与两宋间的禅宗，除了上述的情况以外，又与平民文学结为不解之缘，于是禅师们的说法，便产生许多隽永有味而具有平民文学化的韵语与诗词，从而影响了宋代的文学诗词，形成了特别的格调，明、清之间，虽然承其余绪，但有依样画葫芦之感，反而显见拙劣。

我们了解初唐以来禅宗的崛起及其变革，便可知道南顿北渐之争并不是禅宗史上的重大问题，不可因小失大，专向牛角尖里去寻找冷门偏僻的资料，作为标新立异的见解，例如六祖的小弟子神会入京争取禅宗在当时的政治社会地位，对真正专以求道为务，避世无闻而隐迹山林的禅宗正统的禅师们，毫无作用与影响。况且神会在当时的入京，据禅宗史料的记载，是因为嵩岳渐门盛行于世，而引起他不服气，大作《显宗记》，他经过一番努力，在天宝四年间，方定南能顿宗、北秀渐宗的两宗之说。其实嵩岳禅系出于禅宗四祖与五祖旁支的传承，与神秀之间关系并不很大，况且渐修顿悟，本为禅宗的一车两轮，神会多此一事，徒有近似世俗的虚荣而已，与真正的禅宗与禅师们，又有什么关系？所以当时在南方的禅宗大师们，对于此事，从无提及一语，由此而知其为无问题中之问题，无问题中之小问题，何足道哉！总之，六祖后的禅宗，是由民间社会自然的推重，并非凭借帝王政治力量的造就，由"下学而上达"，后来便成为全国上下公认的最优秀、最特殊的佛教宗派。

禅宗乃是佛学的心法，而佛学的主旨，注重在修行求证，并不是纯粹空谈理论问题，仍然不离以禅定修行求证的方法为基础。禅宗的目的，虽然不是着重离尘遁世、逃避生死的小乘隐退，但仍然不离升华生死，要求心的出世自在，而做入世救众生的行径。

禅，见桃花而悟道，闻钟声而彻悟，大多都在平常日用之间，在最平实的生活里面，而彻悟到最奇特幽玄的妙谛，所谓言下顿悟，所谓明心见性，所谓立地成佛的法门，就如此简便而已。

纵观禅宗的发展史，禅虽然诞生于印度，但却发展在中国，禅宗在中国佛教各宗派中流传时间最长，影响甚广，至今仍延绵不绝，对中国的思想、文化、文学各个领域，都有着重要的影响。

7.3　禅宗传入日本的路径与特点

日本孝德天皇白雉四年（653），道昭、道睿、义空等入唐求法，禅宗从此传入日本。奈良时代（710—784）中国的道璇东渡日本，弘扬传播北宗禅，其间曾在大安寺传授禅法。其后，日本僧人圆仁、觉阿等陆续到中国学禅，遂将禅法等知识从中国带回日本。

当然也有另类说法，认为禅宗从中国到高丽，又从高丽到日本，此乃明朝的神光长老如是说。

文治三年（1187），日本僧人荣西（1141—1215）入宋，受法于临济宗黄龙派虚庵怀敞，回国开创日本临济宗。稍后不久，道元（1200—1253）入宋学禅，始有日本曹洞宗。南宋末年不少中国禅僧东渡日本，前去宣讲、弘扬禅法。

嘉祯元年（1235），日本圆尔辨圆来宋，直至径山参谒无准师范，得传心印，归国后于京都创建东福寺，弘法布教，于是禅风四起。

宽元四年（1246），中国的兰溪道隆东渡日本，克服重重困难修建长寺，其间他在日本关东地区到处说法布教，因此该地区禅风大振。

文永四年（1267），南浦绍明来宋，得禅法而归。文永六年，中国的大休正念禅师赴日，建寺弘法，颇受朝野推崇。其后中国又有普陀山名僧一山一宁、灵山道隐等诸多禅师相继赴日，不言而喻，是为弘传禅法，各揭禅风，大振法道，因而禅宗蔚然成风，甚至迎来禅宗二十四流派之盛况。其中，除道元、东明、东陵三个流派属曹洞禅外，其余二十一流均属临济禅。

镰仓时代（1192—1333），僧人能仁到中国的育王山演习杨岐派禅法，回国后曾在奈良一带传法。

承应三年（1654），中国福建黄檗山万福寺的隐元隆琦，应邀赴日弘法，设坛传授禅戒，开黄檗一宗，迄今犹与临济、曹洞成鼎足之势。

禅宗刚刚传入日本之时，一些京都的日本贵族对禅宗并不理解，遂滥用权力加以反对、打压。因此日本禅宗便避开京都，走向镰仓。当时的镰仓幕府，为与在京都的贵族分庭抗礼，主动而积极地扶植新兴的禅宗，建立起一股宗教势力。当时，一些统治者欣赏禅宗能"护国"、"安邦"，且承认"本来无一物"、"生死皆妄念"等"空寂"观念的禅宗价值，正因如此，具有神秘感的禅宗得到了幕府权贵的庇护。自此之后，幕府中下层的武士阶级耳濡目染，感到禅宗主张的"不立文字、见性成佛"、"生死一如、万物皆空"、"为众忘我"等理念不错，禅宗因此得到武士阶级的拥戴，从而在镰仓兴起。幕府的所在地镰仓因此成为禅的根据地。

　　禅宗一到日本镰仓就与幕府政权建立了密切关系。禅宗传入日本就带有浓厚的实用主义色彩。在长达近 700 年的幕府政治生涯中，禅宗曾随着几代幕府政权的兴衰而消长。综观其发展路径，禅在以幕府为首的武士的支持下，得到了相当大的发展，为此有人把禅宗视为"武家佛教"。

　　幕府权贵兴禅如同从弱趋强的催化剂，带动了武士群体中参禅悟道的势头，同时，又把禅宗逐步推向百姓。

　　此后，禅宗各派分别在幕府将军和下层百姓中流传，临济宗得到幕府及武士们的喜欢，曹洞宗则在民间流行，故有"临济将军，曹洞土民"的说法。临济宗、曹洞宗以及后来的黄檗宗在教化对象上的"自然分工"，使社会各阶层的人均可以在参透人生的探索中，找到自己命运的归宿，因而得以在日本社会迅速普及。禅宗就这样在日本扎根，并对日本民族性格的形成起到了很大的作用，直至今日依然脉脉相承。

　　禅宗从中国传播到日本以后，逐步实现了中国禅到日本禅的演变，并实现了从贵族化到世俗化的转变。

　　室町时代（1392—1573），禅宗在日本的发展步伐，呈现出一种世俗化倾向。此后，随着枯山水庭园的盛行，茶庭也见到繁荣。真可谓禅诞生于印度，但却发展在中国，而开花结果在日本。

　　以日本庭园为例最说明问题。众所周知，庭园源于中国，但是传到日本后，被其保存发展。日本庭园注重使用一些绿树、苔藓、沙、砾石等静止不变的材料，用以营造枯山水庭园。该庭园的特点是几乎不使用开花植物，以期达到自我修行之目的，以表达和谐、洗练、枯寂、空无、清幽的禅意识，充满日本特有的禅味。

　　日本庭园蕴涵着极深寓意，在禅修行者眼里它们就是海洋、山脉、岛屿、瀑布，兼具豪放与细腻之美。情为主，景为客，情景交融，这是构成园林艺术的基本要素，原本体现"以小见大"、"从有限中见无限"。事实上，日本的庭园建筑都弥漫着一种禅意趣，并非

森田疗法

诉诸感观之美，而较多地诉诸思想，这是深受禅宗的浸染，从禅宗冥想的精神构思出发，具有禅的简素、孤高、自然、幽玄、静寂和不匀整性，并在这种禅的精神激发下，将观念性的东西缩小，乃至减至最低限度，无与伦比地表现出"空相"与"无相"。著名日本禅宗学专家铃木大拙解释说，非均衡性、一角性、单纯性、孤绝性、空寂性等，构成了日本艺术及文化的最明显特征，都来源于对"多即一"、"一即多"这一禅对真理的本质认识。

日本艺术的另一显著特色是"非对称性"，这"非对称性"经常表现在佛教建筑，特别是其次要建筑通常在主线两侧呈"非对称性"排列，这一观念，也是来自禅宗的"一即多、多即一"的思维方式。①

众所周知，日本料理是用眼睛吃的，为了美观，其摆放技术，绝对避免机械对称排列，以及平均布局，而是采取"三分空白"、"奇斜取势"等符合自然美的法则，以便体现出菜肴鲜活的技艺，具有一种内在的禅的情趣。

澄海禅师多次说过，禅宗自中国传来，却在日本结出硕果。原因在于日本民族尊崇自然，不压抑和约束个人的情感和欲望，所以日本对中国佛教的各种戒律细致地进行了取舍。

禅宗所追求的是在现实境遇中悟道成佛，这正符合日本原始神道的"现实本位"和"自然本位"的理念，所以容易与神道融合嫁接，成为日本文化的一部分，并渗透到日本人生活的各个领域。日本的古城京都最能体现禅意。获得诺贝尔文学奖的著名作家川端康成，他有三部代表作，其一就是中篇小说《古都》，该书发表于1962年，近十五万字。川端康成通过对千重子和苗子这对孪生姐妹的悲欢离合的描述，以及千重子父亲太郎追求古典美的艺术理想的破灭和绸缎生意的衰败，充分展现出作者的禅意识。具体而言就是其虚无思想、幽玄

---

① 柳田圣山著、魏大海译：《禅与日本人的审美意识》（http：//www.xici.net/b155701/d11425998.htm）。

理念以及物哀、物寂、自然美的写作风格。

禅宗在日本备受欢迎，究其原因在于世俗性、现实性、心灵的自由性。禅宗尤其博得武士阶层的青睐，甚至被称为"武家佛教"，这其中至少有三个原因：

第一，禅宗简便易行，不立文字，没有繁缛的汉文经典，以平常心就在起居坐卧、谈笑风生中领悟禅理，特别适合专心练武，无暇学习文化的武士们。

第二，禅宗宣扬生死轮回和灵魂不死，主张在顿悟中参悟生死，达到无生无死的境界。禅宗无所畏惧的精神，也就是大和民族千秋传颂的"武士道"，由此可见禅与武士是多么的契合。

第三，禅宗的直观顿悟有利于培养武士的敏锐性。直觉顿悟不依赖理性与思索，而是靠训练的基本功。①

由此可知，禅对日本方方面面都有很深的影响，为此不难理解创始森田疗法的森田正马具有禅思想，受他熏陶的弟子宇佐玄雄才会萌生创建医院，把禅的思想融入森田疗法，治疗人们的精神疾患。

7.4 森田疗法与禅

前边已谈很多，森田疗法的治疗原理是"顺应自然、为所当为"。禅与森田疗法有不少共同之处。首先看看在"顺应自然，为所当为"这一点上，禅与森田疗法的相同或近似之处。

森田疗法与禅有着共同点，其中主要是要帮助有心理障碍的人，使其复原为可以过平常人的生活。

禅的宗旨在于建立一个行为参照系数和构建一种人生境界。禅主张纯任自然，不加造作的修行生活。它随顺自然，追求一切皆真的人格理想。禅是一种全新的生活态度和生命意识。这与森田疗法的治疗

---

① 赵朴初：《佛教常识答问》（http://www.buddhism.com.cn/fjcs/dawen/）。

🦢 森田疗法

宗旨很是相似。

禅非常重视自然观，认为溪声、山水即佛声、佛身。禅是自然而然，禅与大自然同在，禅从不隐藏任何东西，禅在自然中解脱人的烦恼。这与森田疗法"顺应自然"的基本理念一样。顺应自然是森田疗法的真谛，也是基本原理。

森田正马把顺应自然解释成佛教与禅宗里的"顿悟"。"顿悟"可以解释为实实在在的豁然开朗，就是一种与自然事物和谐的生活态度。如果禅师是心理医生，禅房就是医院。

森田正马在治疗实践中，总结出两大要点，他说必须接受可能出现的各种情绪，而后去了解其发生的原因。天有阴雨，浪有涨退，地有起伏，都是天经地义的自然现象，不以人的意志为转移。这就是森田疗法的顺应自然，也是冈本常男久病后所说的"顺应自然的生活方式"。它与老子的无为、禅的顿悟有近似之处。

人都会有不舒服的窘境，它不是某一个倒霉的人所独有的，即使被尊称为心理学家的人，也有可能在情感重挫的情形下心灰意冷，顺应自然才有机会走出生命的幽谷。最有效的治疗方法就是听任情感的浮沉起落，不去介意。人的情绪犹如山与谷的组合，好似海浪有涨有落，有高潮也有低潮，它们会自然而然地转换，不必刻意救赎，让其顺应自然。这就是森田疗法的顺应自然，也是禅的自然观。

森田正马的"森田佛禅治疗法"，可以说是通过顺应自然，达到为所当为的风格。禅宗所谓的"安心"，在五灯会元中曾有一段慧可与达摩的对话掌故。

慧可问：诸佛法印，可得闻乎？

达摩说：诸佛法印，非众人得。

慧可说：我心未宁，乞师予安？

达摩说：将心来，予汝安。

慧可愣了良久说：觅心不可得。

于是达摩说：我予汝安心境。

禅宗安心的意思这下可以明白，所谓安心，不可以求之而得，如同随园诗话中的一句补遗——无所为便是安心法。

禅的"安心"与"壁观"联结起来，不也正是"顺应自然，为所当为"吗？一心具足万法，不必心外索。

森田正马曾将"顺应自然，为所当为"诠释为："对出现的情绪和症状不去管它，要着眼于自己的目的，去做应该做的事情。"

对森田疗法有着深邃研究的大家长谷川洋三对"顺应自然"的两个侧面进行分析说："若用一句话谈'顺应自然'的态度，那就是应该原原本本地接受不安与恐怖以及其他神经质的症状，做应该做的事，即'为所当为'。"

"为所当为"一词在日本最早出现在《森田精神疗法的实践——顺应自然的人学》。[①]

晚唐高僧赵州和尚曾经说过："禅就是做好自己的本分事。"这与森田疗法"为所当为"的基本理念一致。学禅者往往会疏忽正常的工作、家务、经济及人际关系，这一弊端正好由重视"为所当为"的森田疗法补救。

禅在穿衣吃饭、举手投足、扬眉瞬目之间，均能表现出灵活与智慧，为此人们又称其为生活禅。

森田疗法主张该怎样生活就去怎样生活，刻意注重自己的症状会引发精神交互作用，反而使症状加重。同生活禅一样，过普通人的生活，静心顿悟，神经症便可慢慢消失。禅所说的"行所当行"，亦即森田疗法的"为所当为"。

森田疗法与禅的"安住于当下的五蕴炽盛中"有近似之处，它主张安住于当下狂暴的身心不适感、忧郁感、恐惧感及痛苦感之中，只是接纳及顺服，没有敌视及冲突，"顺应自然"，不认为自己有病，

---

① 高良武久：《森田精神疗法的实践——顺应自然的人学》，白扬社 1976 年 7 月版，第 57 页。

⑤ 森田疗法

不去树立"愈病"目标。

森田疗法很适合作为禅悟之"先修班"。也就是借助森田疗法的帮助，让一个不正常的人变成一个正常人。然后进一步使用正统禅宗的"只管禅行、只管打坐"，"自观自在，正观深观，身心洒脱，虚空消殒，明心见性，见性成佛"。学禅的最后则是既超凡又平凡。

参禅者其实是通过自我调心，来达到主体自我与客体自然界的和谐与统一，达到精神上的超脱与安宁。这种心境是通过朴素的材料和简约的家具造型，来满足参禅者的安恬。或从对人事和自然现象的观察与反省中，抒发"万法皆空、人生如梦"的感触，以及"随缘任远、超脱自如"的生活态度。

其实，森田疗法住院治疗过程与参禅过程有所类似。患者要依照原来就存在于自身的生存欲望，去进行有建设性的活动，即一方面接受症状存在的现象，不予抵抗；另一方面进行正常工作和学习。要求病人不把躯体的、精神的症状，当作身心的异物，对它不加排除和压抑，这样就解除了精神交互作用，症状也因而减轻以至消失。这与禅提倡的以"平常心"做平常事，不去刻意，有异曲同工之效能。

禅与森田疗法都很重视实践。禅是轻教义，重修行的，注重于身心行为的实证。森田疗法指导患者接受自己的症状，不要一味企图排除它，对症状变化要"顺应自然"，同时带着症状"为所当为"，譬如森田疗法的四个治疗期，主要是让患者用"顺应自然"的态度，到生活中去实践。

禅宗主张"不说破"、"不强求"，非常注重实践。这与森田疗法"不问症状"、"为所当为"，重在行动是一个道理。禅的"无心之心"、"无念之念"，与森田疗法的"顺应自然"、"不治自治"的理念相通。

总之，禅与森田疗法有异曲同工之处，加之那个时代的日本人非常崇尚禅，对禅有很深的造诣，日本禅僧宇佐玄雄最早实施禅与森田疗法结合治疗神经症，并为此创建三圣医院，举全力实施，取得患者信任，成果显著，容此后详述。

8
典型病例中的冈本常男

　　冈本常男是位传奇式人物。他自幼就有劣等感，其实是自寻烦恼：在校时学习成绩并不很差；14 岁时就下决心去国外闯荡，虽然吃了不少苦，但对人生却是难得的锤炼；被征兵入伍后能转到适合自己的兵种；当了俘虏后为改变自己的生活环境，自学俄语当了翻译；回国后经商获得顾客信任，企业不断扩大等。然而他未能看到这些优势，反而看重自身劣势，最终罹患神经症，但是他仅仅阅读森田疗法的书籍，就奇迹般痊愈。冈本常男把自身作为典型病例，推介森田疗法，使众人受益。在他成长、经商、治病等经历中，的确有不少可以他为鉴之处。下面，让我们先了解一下冈本常男的人生。

8.1　极富个性的少年时代

　　冈本常男于 1924 年（大正十三年）12 月 13 日，出生在日本南部广岛县吴市。父亲名为冈本浅五郎，是吴市海军制造舰艇工厂里的木匠。母亲名竹，是位勤劳的家庭主妇。冈本常男兄弟五人，系清一色的男子汉，他为次子。因其父工资微薄，实难维持有五个男孩子的家计，下班后还得去附近小戏班作夜工，整理大道具，用以弥补家庭经济的拮据。在冈本常男幼小的心灵中，父亲就是知道劳动，而且干活非常认真，每天很晚回家。不管多晚，母亲都是等待父亲归来才一

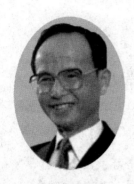

起进晚餐。

冈本常男曾回忆说："我家对孩子的教育以及家务等完全交给母亲。从我记事起到离家求学这段幼小时期，父亲一次也没有管教过我们，更没有带我出门游玩过一次。在这样的家庭环境里成长起来的我，认为男人在外工作挣钱养家，女人守护在家，是天经地义的，从没质疑过。为此，我从来未曾想过结婚成家、生儿育女等事宜与我有关。这是我早已形成的顽固不破的观念。"冈本常男在工作岗位上只知工作，完全不顾及家与其在这样的家庭里的成

冈本常男肖像

长经历不无关系。

冈本常男上初级小学时，成绩欠佳，最好时也就是中等，即 50 人的班级，他排在第 25 至 30 名。当时如果不能进入前 10 名，无望考上中学。他对升学心灰意冷，只得去上两年制寻常高等小学，这也就成了他的最终学历，五兄弟中他是学历最低的一个。冈本常男自认为自己记忆力差，常把别人的容貌忘掉，不擅长思考深奥理论问题，常在潜意识中过于注重自身的弱点，实在是自找烦恼。

冈本常男生来个子矮小，身高只有 155 厘米。他体格瘦弱，一个男子汉，体重不足 50 公斤，为此他曾认为自己长得穷酸，担心被人欺负，甚至怀疑自己能否活到 35 岁。有鉴于此，从幼小时候起，他就担心将来无人嫁给他。这些是他产生劣等感的原因。可是冈本常男自尊心特别强，为了不使别人看出自己的弱点而经常虚张声势。希望他人对自己有个好印象，更多看到自己优秀的一面。又因为好胜不服输，在没有达到自己计划的目标时，常常焦躁不安、生气，与人交往非常困难。

其实冈本常男并非如他想象的那样糟糕、劣等。他体操不错，表

演尖塔式集体操时，由于他身材小巧玲珑，总是让他担当最上边的一个，这是需要胆量的，而他表现却很出色。然而他却看不到这一点，总是着眼自己的弱点，或把优势看成劣势，这也成为他后来罹患神经质症的一大潜伏诱因。

幼时的冈本常男总以为自己不适宜上学，而母亲却一直劝他多学习几年，因为日本是个重视学历的社会，为此母子经常争执。这时正巧日本打出一个所谓"国策"，说是帮助中国把欧美列强从亚洲赶出去，为此可获得中国肥沃的土地，过上好日子，这对于贫苦人家的孩子有很大吸引力。日本政府为此组建各类"满蒙开拓团"，实则是掠夺中国的资源，占领中国的领土，以弥补其国土窄小，资源匮乏。趁中国东北沦陷之机，在其国策下，日本向中国大量输送移民。自 1939 年起，日本便将移民团改称开拓团，而后陆续不断地分期分批组建，到日本战败时，"满蒙开拓团"的人数竟达 27 万人左右，占在华日本人的 17% 左右。其间的开拓团的确掠夺了不少资源。观其开拓团的殖民行径，当时日本政府的所谓国策不是昭然若揭了吗？

日本于 1938 年 4 月开始组建"满蒙开拓青少年义勇军"，开赴中国东北。当时在日本家中有第二、第三个儿子的，都积极应征前往。冈本常男鉴于自身情况，为摆脱学习困境、劣等感，为寻找自己的前程，加上日本官方对义勇军利益的扩大宣传，在当时的青年中有不少劝诱力，就在当年冈本常男毅然参加了"满蒙开拓青少年义勇军"，开赴中国东北哈尔滨北部。到达目的地以后，先接受军训和一般文化教育，然后进行农业开垦，以确保在中国的日本人有足够的粮食供应。那年，冈本常男刚刚 14 岁，此种举动违抗了母亲让他多上学的厚望。不过也说明冈本常男是位有主见，敢于闯荡，不服输，富有行动力的人。像冈本常男那样的未成年人，被骗参与日本侵华国策是没有责任的，众多青少年和他一样是受害者。

8.2　未成年便去国外闯荡

冈本常男在中国东北满蒙开拓团劳动了4年。1944年2月，20岁时，日本兵力不足，冈本常男被征入伍，成为关东军的一员，分配到驻哈尔滨装甲兵车队当二等兵。装甲兵车队的主要任务是运送部队，冈本常男自知个子矮小，加之体弱，当兵的苦差事自然力不从心。这时他决计改变命运，便刻苦自学电信电码。功夫不负有心人，他终于如愿以偿，由装甲兵顺利转为通信兵。

1945年8月15日，日本被迫宣布战败投降，冈本常男当了俘虏，与众多俘虏一起被拉到苏联西伯利亚，集中在十多个收容所，每天从事铺设铁路的重体力劳动。不难想象，一场大战之后，收容所的环境、饮食、卫生条件都不尽如人意，冈本常男在那里忍饥挨饿，与疾病搏斗，苦度了4年。

据冈本常男回忆："当时的伙食甚为糟糕，一日三餐多是黑面包以及小米、大豆、稗子等粗粮，吃惯优质大米的日本人难以吞咽，无法果腹。有时只是水煮大豆，竟一成不变地连续个把月，不仅使人食欲大降，还不易消化。就是这种俘虏饭，使我的胃肠发生了故障，大便中竟带有透明的黏液并混有血丝，长此以往，得不到治疗，我便患上一种严重的慢性痢疾，苦不堪言。有人饥饿难忍，便拿身边的手表等较为值钱的东西，去换取苏联士兵的食物，由于饥饿后突然饱食，胃肠不能适应，出现数名因撑饱死亡者。我还算侥幸，虽罹患疾病，但是没有丢掉性命。可是在与我同屋居住的伙伴们，每天都有几个人相继惨死。见此情景，我为了保护自己那脆弱的胃肠，便有意识地把一日三餐改为两餐。由于胃肠不适，精神上总是忐忑不安，担心自己的消化系统患有顽症、痼疾。"

冈本常男为了活下去，不断开动智慧的钥匙。他发现一些有技术的人命运比自己好，如翻译、厨师、木匠等。苏联军队与俘虏之间的翻译，相当吃得开，不仅待遇不错，活动也较为自由，而且那时翻译紧缺。见此情况，冈本常男便暗暗开始自学俄语，在既没有教材，又没有字典的条件下，他以苏联士兵为师，特别"讨好"一位中尉，见什么就问什么，听到什么就记什么。几个月后，冈本常男便编撰了一本自制的日俄小字典，基本掌握了收容所用语，并被那位苏联中尉看中，提拔为生活翻译。真是功夫不负有心人，自此，冈本常男的生活质量得到不少改善。此事再一次证明，冈本常男是位聪慧而勤奋的人。

从冈本常男在中国东北当兵学电信，在西伯利亚的收容所学俄语，我们可以看出，他生的欲望非常强烈，同时也反映出他不甘落后，不服输的性格。

1949年10月，25岁的冈本常男被苏联遣返日本，回国后不久，便从部队复员，回到阔别十几年的广岛县吴市老家。

第二次世界大战时，冈本常男的故乡吴市是日本最大的军港，由于遭到空袭，他回到故里时，仍是一片残垣断壁，满目疮痍，常见衣服褴褛，无家可归者，冈本常男在家乡难以找到理想的工作。此时他忆起从苏联西伯利亚回国前，有位大阪的朋友对他说过："回国后做生意吧。"于是，他决定离家去大阪从商，母亲想到常男没有多少学历，觉得从商可能是一个适合他的不错选择，期盼他有所出息。

8.3 冈本常男的经商之道

1949年12月，冈本常男前往大阪，先是到一家纤维批发店工作，但是该店经营不善，翌年便不幸倒闭。冈本常男感到为他人打工没有多大发展前途，决心自己开店，可是手中只有两千多日元的工资。本钱太少，无法开店，于是他就从摆摊开始。先进一些廉价的内衣，用包袱皮一包，放在自行车上，挨家串户去销售，由于当时物资匮乏，虽质地不算好，但销路还不错。可是冈本常男并不满足那点可怜的收益，又试着去人流多的繁华地段心斋桥上摆摊。可是那里需交摊位费，由于手中不宽裕，冈本常男只要见到警察查访，便迅速包起商品逃跑。

1951年秋，在冈本常男27岁时，终于圆了经营自己商店之梦。他在大阪旭区的千林开了一家露天店，把衣服、什物等商品摆放在木板之上出售，销路很好，自此他逐渐积累一些资金。时隔不久，冈本常男便开设了室内店，若具体而言，也就是店面一间半，里面两间的小店。商店虽然小，那可是冈本常男早已梦寐以求的自家店，所以他兢兢业业去经营，眼见业务不断扩大。

8.4　成家添帮手增自信

冈本常男的商店不断发展，便雇用了几名店员，其中有一女子，名叫尾坂佳子。她勤劳、贤惠、心灵手巧，又不辞劳苦，且干活利落。有一天，冈本常男向她求婚，希望佳子嫁给他。由于相互了解，佳子毫不迟疑地欣然同意了。1953年1月，冈本常男与尾坂佳子完婚，喜结良缘，冈本常男如虎添翼，干劲倍增。原以为无姑娘会嫁他，却一提定终身。冈本常男高兴自不待言，他变得更有干劲，更有智慧与自信。

冈本常男结婚后，多了一个能干的贤内助，店面由夫人佳子看管，经营得井井有条，主外和进货则由冈本常男负责。个子很小的冈本常男，几乎是每天一大早就拿上大包袱皮去工作。他经常去大阪市的梅田、本町进货，把商品用大大的包袱皮裹上，手提肩扛回商店，其能力与敬业精神令人刮目相看。

积累不少经验与资本以后，冈本常男夫妇于1958年创立株式会社冈本商店，冈本常男有了社长的头衔，夫妻店迈出了经营历程的关键一步。

在经营蒸蒸日上的同时，冈本常男夫妇生下长子冈本博次，两年后又生下次子冈本进，接着又生出三子冈本信夫。此后，三个男孩子顺利而茁壮成长，成人后，都成为憨厚、肯干的好男儿。长子从事网络销售工作，次子从事不动产，三子从事广告工作。

冈本商店有着颇具特点的经营方针，首先决定"信誉第一"，并严格恪守承诺。在商店门口，他们挂出一块纸制信誉牌子，上面写着："买了次品，可以退换!"冈本常男经营的都是些利润微薄的便宜货，那时卖的内衣多是人造纤维制品，一经洗涤，由于缩水，长度变短而宽度变长，根本不能再穿。棉织品不变形，但价格较高，批发商不肯给零售商店。在此情况下，公示次品退换，显然是自找麻烦，自吃亏损。其实那些商品并非冈本商店制造，而是批发来的，按常理是可以不负责任的，所以顾客对此半信半疑。一天，冈本商店大概售出三百件内衣，几天后，一位顾客拿着洗涤后变形的内衣来店诉苦，冈本常男二话不说退钱给她。可是如果都来退货，冈本商店可能因此倒闭。但是冈本常男为了信誉，毅然散发传单，告知购买同类商品者可来退换。不过最终前来退换的也就四五件。这样做的只有冈本商店一家，虽然有所损失，可是他的诚信得到了顾客的认可，回头客增多，随着顾客的互相传颂，冈本商店逐渐走向繁荣。

冈本全家待人厚道，视店里职工为自家成员，吃住在一起。在冈本商店就职的第一位员工中川武回忆说："我刚到冈本商店时，店面还很小，吃住都在他家，像一家人一样。冈本夫人与她妈为我们做饭。冈本常男为人诚实，心眼好，对人和蔼，从来没有不分青红皂白地呵斥人。不仅顾客，就连批发商、商友都认同他的可贵人品。加之他能为顾客着想，对顾客的需求反应敏感而迅速，所以商店得以快速发展。1962年、1963年，冈本常男相继在驹川、粉浜等地开设了分店。这样，男社员增加到30多人，因为工作环境快乐，社员们从不感到疲惫，互相帮助和睦相处。不论多么忙碌大家都无怨言，也未出现过中途辞职者。由冈本社长做媒，在一起工作的一位女子与我结了婚，我们夫妇也像他们的家人一样，与大家生活在一起。冈本社长到规定时间就给我们发工资，而且比普通商店多一倍。每月有两天公休，届时社长还发给我们 500 日元小费，他经常郑重地告诫我们不要乱花钱，要学会节俭。凡了解冈本常男的人都夸奖他是值得敬佩的人。"

8.5　商道的转机

20 世纪 50 年代以前，日本的商店多是与顾客面对面销售，尚未有自选商店，可是在美国则早已盛行，哪怕很小的零售店，也采用自选形式。

主办《商业界》杂志的仓本长治，作为中小企业的咨询专家，在日本有相当的知名度。1954 年，他在日本著名温泉旅游城市箱根举办"经营者研讨会"，吸引了不少商家参会。该研讨会不仅讲授经商的经验教训，而且更多谈到商人道德、经商哲学以及经营之道。试举一例：仓本长治说："商人并非只是销售商品、赚钱，还能与民众共度悲欢，同甘共苦。当顾客碰到困难时，您若能雪中送炭，把急需的商品送到他们手中，解其燃眉之急，不也是一种很有意义的行业吗?"当时，日本也是士农工商的等级社会，就一般人的观念而言，认为无商不奸，经商是卑贱的职业，这使商者缺乏自信，看不到自己的光明前途，仓本长治这样精彩的讲解，使聆听者感到正当经商也是非常光荣的职业。

一位大阪零售商西端行雄曾多次参加这样的研讨会，受益匪浅。他原本是教育工作者，战后开始经营一个非常小的衣料店，总以为低人一等，缺乏自豪感。自从参加这种研讨会以后，他好像换成另一个人似的，变得信心十足，并充满勇气与干劲，商路也不断打开。为取得更多信息，他几乎每年都参加有关商道的研讨会，从而知晓不少商讯新动向。

通过研讨会，西端行雄得知美国的食品店早已时兴自选商店。这种商店省时省力，增加发展商机。西端行雄便动了心，决计把自己的衣料店"鸽屋"（ハトヤ）改为自选式店铺，随后就去采购电子结算机。而经营电子结算机的人，是从美国回来的，当知道他的店太小，又是个衣料店，不肯卖给他。当时电子结算机还价格昂贵，据悉时价30万日元，那时人们的月工资一般才1.5万日元。1955年，这个小小衣料店终于改成自选店，这在世界上是第一个，西端行雄实在是位敢想敢干的人。

冈本常男早有扩大自己业务的愿望，看到西端家的商店顾客门庭若市，一派繁华景象，好不热闹。为此冈本常男几乎每天都悄悄到人家店边驻足观看，考虑到同行会有经商秘密，不敢贸然进入店内。西端夫妇见冈本常男那么热心、感兴趣，就很热情地招呼他进店聊聊。西端行雄夫妇非常详细地向他介绍了自选店的好处，双方交谈得甚为投机。冈本常男仔细参观西端行雄的衣料店以后，很是吃惊，感到经营方法的确先进，是自己商店的发展方向。进一步发展的欲望立即涌上冈本常男脑际，加之西端行雄夫妇的推荐，他决定把千林的商店改为自选店，并为此扩大了店面，成为日本的第二家自选商店。西端行雄夫人春枝女士非常热情，把自己掌握的电子结算机的技术、商品的摆放方法、原价与利益的计算等都一一教给了冈本常男。

冈本常男把千林的商店改为自选以后，销售额提高了四五倍。因为有这一缘分，冈本常男还通过西端行雄结识了很多商界人士，这些大阪的商人经常举办学习会，酝酿发展商机、商道。冈本常男参加这些活动，为自己商店以后的大发展打下了基础，是他迎来转机之关键时刻。

1962年9月，冈本常男与大阪的同行们前往美国，进行为期长达45天的商业旅游考察，受益匪浅。后来他们又去英国、法国等发达国家考察。欧美之行，冈本常男备受刺激，增强了进一步发展的欲望。冈本常男是位肯干且敢干的企业家，西端行雄早就想建立大型的零售商店，小林敏峰则是位善于构想的商人，想干大事业的动机，使他们走到一起，策划未来的商机。

8.6　合力发展企业

1963 年 11 月，西端行雄的 "鸽屋"，冈本常男的 "冈本商店"，小林敏峰的 "大和小林"，以及福田博之的 "艾尔匹斯" 四家公司同心合力创建了 "尼齐伊股份公司"（日文：ニチイ株式会社），该公司是由股份多少来分红的超级市场，系大型流通零售商店。四家零售店的合并，在日本尚无先例，完全是摸着石头过河。过去商业界的合并，以失败告终的较多。但是这四个人可谓特殊的组合，其共同之处是都想趁日本经济高速增长时期，干一番大事业，且四人性格互补。当时，西端出资四千个股份，冈本出资三千个股份，小林出资两千个股份，福田出资一千个股份。经四人商议，决定西端行雄任社长、冈本常男为营业部长、小林敏峰和福田博之分别为不同部门的部长。合并后在会见记者时，冈本常男营业部长说："尼齐伊股份公司的预期年营业额为一千亿日元。"有人认为他是说大话，因为当时日本最大的百货商店三越，年营业额也才七百五十亿日元。这一预测可知他们的自信度非常高。后来他们获得大发展，确实兑现了他们当时的预测，尼齐伊股份公司成为日本最大的零售超级市场。

1983 年 2 月，由于公司的扩大与发展，59 岁的冈本常男被任命为代表董事副社长兼营业本部长，成为营业领域的最高负责人，率领着一万五千多名职工。当时日本商界竞争激烈，冈本常男工作繁忙的程度可想而知。就在这种情况下，他为自己设定了高标准、严要求的目标："为做一个理想的营业本部长而尽最大的努力去工作。"

8.7　心病与躯体疲劳一齐显露

在尽最大的努力去工作的思想指导下，冈本常男开始拼命而疯狂地工作。在其后来的著作《心理危机管理术》（中译本为《顺应自然的生存哲学》）中，冈本常男这样说："我生性非常认真，一直就只知道工作，而且越来越给自己加码。我要求自己对每天的每一个日程都要严密地去组织。"①

冈本常男为说明自己的繁忙程度，在书中再现了当时一天的日程："每天早晨六点起床，然后在自家附近慢跑三公里。我并非单纯地慢跑，是边跑边听与经营有关的录音带，而后不吃早饭便去公司，一般比上班时间要早到 30 分钟左右，一到公司立即开始工作。首先审批文件，然后探讨每天要下达的工作任务。接着与营业干部商量工作，继而进行早集合（朝礼），总结与布置工作、参加会议。而后，飞一般地去各店铺巡回考察，不折不扣地从此店到彼店辗转不停，完全没有喘息的时间。在返回公司的车上，做成给刚考察过的各店长与营业部长的指示文件。待到抵达公司之后，受理各种报告书，处理审批事项，接着就是一个又一个需要具体商量的事宜。如此这般多的工作量，自然不能下班就回家。虽然每天都是很晚才归家，也并非空手而归，还得抱上数册有关流通业界的杂志，夜间在家阅读。"

"至于与家人如何团圆、一起去放松娱乐，我压根就没有考虑过。一天到晚，在我脑海里就只有工作、工作。即使偶尔被邀与干部一起去打高尔夫球，我也无心娱乐，而是立即向部下询问店铺的营业额有多少。与社员同桌喝茶，凡出自我口中的话都是工作，那真是三句不离本行。回想起来，我确实为工作而拼命。"

"这样的日子持续了大概两年，此规律一天也未被打破过，在他人眼里我也许是个多么坚强的敬业典型人物。不，这种看法错啦。我罹患严重的不安症，我比一般人多一倍的不服输，这是我与生俱来的性格。可是，就是那样的一个我，难道不可以说，我所要表现的是最

① 冈本常男：《顺应自然的生存哲学》，潘金生译，北京大学出版社 1994 年 6 月，第 4 页。

后的意气轩昂，实现我不断向自己提醒的——千方百计演示一个理想的营业本部长。"

　　1985 年，尼齐伊股份公司的事业发展非常顺遂，经营面不断扩大，不言而喻，各类人才被招聘到公司，仅营业部门职员多达一万五千余人，其中不乏名牌大学的毕业生，如庆应义塾大学的学生，而冈本常男只有小学文化程度，总认为自己无能力领导高学历者，甚至有时担心自己会成为公司发展的障碍。就在这年秋天，他积劳成疾，食欲锐减。他拖着疲惫的身躯，带着思想包袱，去找领导、朋友谈心。大家坦诚地告知他，尼齐伊股份公司四位创业者是公司的灵魂、支柱，其精神与宝贵经验任何人都无法替代。冈本常男听后觉得言之有理，此后他更加废寝忘食地工作，一天 24 小时都处于为公司奋斗之中，家事、妻子、孩子、他人之事完全不在他的脑海里，为不辱创业者、支柱的使命，冈本常男成了彻头彻尾的工作狂。但他的思想包袱不仅未解除反而加重。如此努力的营业本部长，成绩卓著，获得了"营业能手"的光荣称号。不过随着业务的日渐增大，冈本常男的压力也越来越大，加之他在西伯利亚罹患过胃肠病，不敢多吃一点，而且把坚持多年的每日两餐，自此变为一天只吃一顿饭，并吃得非常单一，为此营养不良，体力不支。他开始睡眠不佳，食欲又减。

　　待到 1986 年，冈本常男一天吃一顿饭也难以下咽。他的所谓饮食，其实只有西红柿半个、鸡蛋半个、菜汤一碗。体重日减百克，一个男子汉体重掉到 36 公斤，体力衰弱到了极点，连走上家门口的小坡也要靠妻子推一把。四个公司合并为尼齐伊股份公司以后，佳子夫人对冈本常男的工作从不说三道四，可是，这一年的某一天，尽管丈夫冈本常男深夜才回家，夫人却高声对他说："我有话说，你必须辞去一些工作，哪怕先把营业本部长辞掉。否则，这样下去你就没有命啦！从今天开始你在家静养。过去我什么都相信你，从不干预你的事业，这次你得听我一句！"这几句话对冈本常男震动很大。翌日，冈本常男向时任社长小林敏峰提出辞呈，可是公司没有立即受理，先请他去医院认真查体。

性格倔犟、生性要强的冈本常男，总是害怕自己体弱多病、力不从心，会给公司的事业带来麻烦，所以只好暂时去医院查体。他先后去过四家大医院做了全面、详细的健康检查，其结论如一："虽然营养失调，但无明显异常"。没有食欲和体重锐减这一事实，使他质疑医生的诊断，可是四大医院检查的结果无异样。于是冈本常男为了工作着手增强体质，西药、中药、保健食品等一起上，只要听说有效就都试用，可是却全然无效。因为"不知到底患了什么病"，他的症状日益加重，这使他心急如焚，情绪越发黯然、低落。冈本常男越想越担心，再这样下去，若体重降到 20 公斤的话，自己会死去的。

8.8　邂逅森田疗法

由于体重锐减，食欲不振，冈本常男甚至担心自己会死去。在百般无奈之时，1986 年 6 月 7 日，他去拜访老朋友、大西衣料株式会社的大西辉生专务董事，并向他详细诉说了自己的病情、自我感觉，急切想在大西辉生处找到治愈的妙方。他向大西辉生倾诉了疾患的一切，有了一吐为快之感。

大西辉生在听取冈本常男的健康状况倾诉后说，如果肠胃没有器质性病变，会不会得了神经症？随后一五一十地讲述了他也有过的类似经历，他说："七年前，我也曾陷入食欲极度不振，一日至多吃一只香蕉、一个苹果。先后住过两次医院，第一次住院不见任何好转，又寻更好的医院入住，然而胃肠疾患也无改善迹象。正在苦恼得走投无路时，我的一个亲戚送来一本书，并说'也许对您的疾病有所帮助'。书名为《森田疗法》，是精神疗法方面的书。该书名与疗法对于我都很生疏，从未听说过。当时我对那本书并没抱任何希望，不过有一天随便翻阅了一下，令我吃惊的是，书中记述的症状与我的烦恼完全一样，

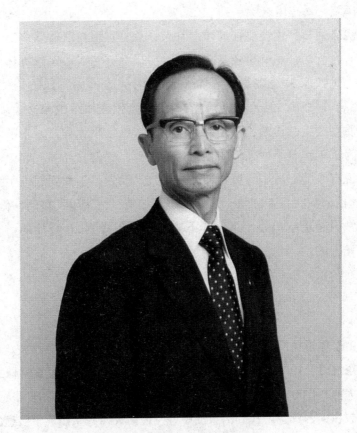

罹患胃肠神经症时的冈本常男

我一口气读完了那部书，后来又收集 20 部左右相关书籍与不少有关录音带，一部一部地读下去，一盒一盒地听下去。通过阅读森田疗法的书，我得知自己的病并非胃肠疾患，而是控制胃肠工作的自律神经发生紊乱。从此，我便开始依照森田疗法的教导进食，哪怕每次进食量很少，试行一日三餐。为了还我一个健康体魄，我坚持下去，逐渐收到了效果。三个月过后，我慢慢恢复到原来的健康程度。"

听了大西辉生上述一番话后，冈本常男如在黑暗中见到光明一样。他思忖着："我也许患有神经症，试用森田疗法，也许可以治愈……"不过那天他还是有点半信半疑。

当天，大西辉生就把森田疗法的 5 部书和 10 盒录音资料一并送给冈本常男。他带回家以后，如饥似渴地阅读，并反复、认真地听录音带，确实感到书中描写的与录音中所说的，和自己的症状一模一样，简直就像镜子里照出来的自己。冈本常男终于领悟了自己所患病症不是肠胃疾病，而是神经症。

冈本常男属于神经质症性格。在他身上拥有典型的神经症性格特征，如不安、自卑、执拗、内省、极为强烈的生的欲望等。冈本常男毫不掩饰地说，他从小时候起就常常为未来担心，甚至担心到不能忍耐的程度。20 岁左右就担心自己身材瘦小能不能活到 35 岁。成人以后又担心没有女人愿意嫁给他……正因为这种性格，自己的身体稍有不适，便会担心是不是重大疾病的前兆；由于体弱又矮小，记忆力较差，常把别人的容貌忘掉，为此在潜意识中经常自我烦恼；为了不使别人看出自己的弱点而虚张声势；因为逞强好胜，在没有达到自己预期的目标时，又焦躁不安、生气，与人交往困难；在工作上稍有失误，就自责不休。

在饮食方面，冈本常男承认自己有疑病的倾向，一天到晚总是担心自己的胃肠不适，每当吃饭时，又总是惦念："饭菜是否太硬？不好消化吧？会否伤害我的胃肠？"在从西伯利亚回到日本后的 15 年中，因为胃肠不好，他一直是以面包、面条为主食，不敢吃米饭。稍微多吃一点，或吃点油腻的食物，也会拉肚子。他总在思虑："吃了油炸的食品是不是难以消化？"他甚至为节食、为保健，达到了绞尽脑汁的程度，积累了不少烦恼。其实，这就是由于神经症表现出来的焦虑。

8.9 受惠于森田疗法

冈本常男反应敏锐，注意力甚为集中，随着焦虑的扩大、频繁出现，形成了恶性循环的精神交互作用。冈本常男说过："从前，对所有的事，都抱着求全责备的态度。现在看来，不能否认在为公司尽力干好的背后，有一种潜意识的心理在起作用。例如，希望能听到冈本常男不愧为创业者、出色的营业能手、干得真不错等表扬的话，更希望同事和部下特别尊敬自己。"正因为这种内心冲突，致使对胃肠功能紊乱的担心与精神交互作用纠缠在一起，造成了心身平衡失调，表现出食欲急速减退。他说，从前喝咖啡会胃痛，吃了油炸的东西就会拉肚子。自从神经症治愈以后，每天吃什么都没有异样感觉，连自己也感到森田疗法很神奇，不可思议。冈本常男进一步说，自从受惠于森田疗法，特别是有亲身体验之后，自己不能不承认，根本问题不在胃肠，而是由心理因素引起的神经症。当认识到这个问题以后，学习森田疗法后的第 5 天，就开始考虑试着日进三餐。吃早饭已是 40 年没有过的事情，一开始好不容易按照设想的那样吃完了一碗汤、三分之一片面包，立刻就觉得饱了，到公司时间不长又吃中午饭了，其实肚子一点也不觉得饿。这时，一边想着森田疗法的治病原则——顺应自然，为所当为，一边鼓励自己——胃肠没有器质性疾病，功能尚好，只不过是有神经症而已。于是就喝下了一碗汤的三分之一，接着吃了些煮鱼。晚上也同样告诫自己要"为所当为"，总之顺利完成了一天三餐的饮食计划，而且从此就这样一直坚持下来了。虽说感觉不饿，可是进餐后并没有什么不适之感，更没出现泻肚的症状。这样体力逐渐地恢复起来，一个月后体重增加了 2 公斤。而且自此以后，每月都递增 2 公斤，半年后恢复到原来的体重，达到 50 公斤左右。这对于身高只有 155 厘米的冈本常男来说，已经是最佳体重了。

自从冈本常男邂逅森田疗法后，认真接受治疗，已基本恢复健康，增加了元气。半年时间后，基本痊愈。冈本常男不仅疾患治愈，性格也发生了判若两人的变化。他变得和蔼可亲，一天中不知向夫人说几次"谢谢"。他变得会关心别人、笑容满面，这样家庭也呈现和

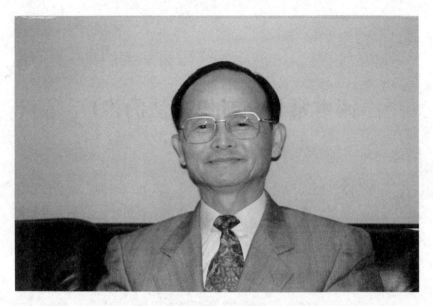

康复后的冈本常男

和睦睦。不言而喻，冈本常男及家人、亲友当然高兴不已，工作环境也出现和谐气氛。公司一位女职员曾问冈本常男："过去冈本副社长很难接近，如今，您变得慈祥、亲切，平易近人，为什么有了这么大的变化呢？"是森田疗法使冈本常男彻底发生改变，恢复了自信，变为一位令人敬佩的领导。

冈本常男再三强调，托森田疗法的福。虽说对某事某物仍然有所担心，但不会像以往那样固执己见。对别人的看法也不再像从前那样介意，心胸也变得宽广多了，森田疗法拯救了自己，免于一命呜呼！作为死里逃生的一名患者，为感谢森田疗法的救命之恩，冈本常男愿意将自己如何获得新生的体验，奉献给广大需要从烦恼中救助的朋友。他多次说，只要采取"顺应自然，为所当为"的生活态度，就能克服神经质症。

9
冈本常男与森田疗法的推广

在前一章已经谈到冈本常男如何患病，又如何治愈。他是位知恩图报的人。病愈之后，他一直思索着怎样感谢森田疗法治愈之恩，经过深思熟虑，终于找到一个报恩的好办法，本章就告诉读者，冈本常男的善举及其如何以大手笔做一项事业。

9.1　急流勇退欲感恩

冈本常男是一家大企业的创始人之一，众人公认他是位营业能手，又是那么敬业，身体也恢复了健康。此时，正好公司要调整高层领导，论资历、凭功绩，都轮到冈本常男担当社长这一最高职位。可是，在关键时刻，冈本常男却决计急流勇退，放弃经商。为感谢森田疗法治愈之恩，他决定专心致志推介、支持森田疗法，让更多的人知晓日本人创始了一种好疗法，努力使其更加普及、发展。他把自己一生劳动所得40亿日元积蓄全部拿出，申请成立精神卫生冈本纪念财团。从此以后，便开始认认真真地在世界范围内推介森田疗法。他数十年如一日，踏踏实实地奔波在排解他人烦恼的大路上。他在日本国内及世界各地支持建立起很多森田疗法治疗病房与研究机构，还支援关于森田疗法的国际会议，讲演会，资助相关书籍、文献资料的出版。

冈本常男恢复健康以后，他思索过很多很多，特别是如何更好地感谢森田疗法治愈之恩。他与大西辉生所患神经症的经过，说明很多人不知道有这种疾病，应该让人们知道，碰到不顺心的事，谁都有可能患神经症，用森田疗法可以治愈，冈本常男认为这是对森田疗法感谢之情的最好的回报。为此，冈本常男考虑实践这一想法，让更多的人解除心理烦恼，以健康的身躯去生活、工作。冈本常男把上述心境说给了好朋友大西辉生。大西辉生举双手表示赞同。

9.2　资助生活发见会

大西辉生首先带着冈本常男去参加"生活发见会"。在此笔者欲告诉读者"生活发见会"是个怎样的组织。冈本常男为感谢森田疗法所资助的第一个机构就是"生活发见会"。从中可以了解他的热切与诚意。

日本"生活发见会"（日文名称：生活の発见会）是有组织地对森田精神疗法的理论（以下简称森田理论）进行学习，把其理论变为实践，用实践治疗神经症的一个自助非营利全国性组织，本部事务局设在东京。该会为全国会员发送月刊《生活之发见》。该刊物主要登载森田理论的研究、诠释以及会员克服症状的亲身体会等，它不仅是会员最直接的学习教材，而且是强有力的精神支柱。生活发见会每月举行一次例会，该会的活动对神经症的预防与治疗均有益处。

森田正马健在时也曾尝试过在自己家中，组织神经症患者学习，为其实施治疗。他称其为"形外会"。

9.2.1　生活发见会的历程

1956 年，时任共同通信社记者水谷启二在自己家中，得到医师合作，为神经症患者开办家庭治疗室，起名"启心寮"，后被称为"启心会"。该会创办《生活之发见》机关刊。由于规模很小，尚未形成一个完整机构，这便是现今生活发见会的前身。

1970 年，水谷启二记者去世。同年，分别在电通公司和东京煤气公司工作的长谷川洋三、斋藤光人接过"启心会"，重整旗鼓，热心经营。翌年，即 1971 年 3 月，他们借用在埼玉县的某禅寺，初次尝试临时集体居住在一起的学习方式，以摸索更好的疗效。

第二年，他们开展以 3 个月为一期的夜间学习会。至于使用什么学习材料，当时尚未周全考虑。就从森田正马的高徒高良武久的理论著作中寻找资料，目的是为神经症所困扰的人们提供较快而有效的治疗。那段时间还处于摸索期。为解除神经症患者的烦恼，举办集体谈论的学习会。有时也采取集体居住的学习形式。由于参加人数日益增多，便从中找出有组织能力的人，召集、引领大家参加活动，这就为组织的形成打下了基础。

1976 年由于长谷川洋三等人的不懈努力，逐渐确定了不依靠特定的专家，自主集体学习，采取相互启发的方法。为了使集体学习继续下去，需要有固定会员。这样便逐渐形成一个由会员决定方针、总结工作，并选举产生带头人的较完善而固定的组织机构，即生活发见会。该会系非营利法人机构，即 NPO 组织。

从 1981 年起，大约经过 10 年时间，生活发见会普及了学习方法，进一步强化了组织。生活发见会不只限于大城市，也开始向小城镇延伸发展。在组织上已有条件考虑设立总会、实行代议员制，并积极推进发见会与医疗机构的合作。

9.2.2 生活发见会治疗的适应症

参加生活发见会的成员，主要是患有神经症的病人，其治疗适应症有普通神经症、强迫神经症、不安神经症。具体而言，如人前讲话紧张、见人紧张、乘车紧张、睡眠不安、各种担心，甚至担心自己的心脏会突然停止等。参加生活发见会的学习，一般能找到合适的活动，有治愈自己疾患的可能。如果是幻觉、幻听、妄想、对神经症没有认知，最好找医生接受治疗。为了患者，生活发见也会介绍相关医生或医院，并与这些医生和医院保持密切的联系。

如果患者确实是神经症，但是让其参加集体学习确有不便者，可以通过生活发见会介绍前去医疗机构看门诊，或前往设有森田病房的医院接受住院治疗。

1992年至今，生活发见会一直在深入学习森田理论的精髓，并力求在实际生活中应用。因神经症而烦恼的人可参加生活发见会组织的各项活动，学习森田疗法最基础的知识，寻找顺应自然的生活方式。这些工作都得到了发展，并不断深化，不过该机构仍在不停地探索前进。

生活发见会活动的另一大工作是编辑、发行月刊《生活之发见》，主要面向会员发送。该杂志刊载的主要内容有：克服神经症的体会；解释森田精神疗法理论；登载会员的心声；各种有关森田疗法的报告、信息、通知等。

发见会还组织"集谈会"，即集体谈论、交流会，一起倾诉神经症的烦恼，讨论如何用森田疗法去顺应症状，交流治疗经过和治愈后的情况等，以起到相互启发与鼓励的作用。"集谈会"由会员自主经营，场地可使用发见会设施，也可借用公共场所。

除"集谈会"外，还为初次接触森田疗法的人依其症状，分别随时举办"基础型学习会"。

也有系统学习会，多是谈论神经症形成过程、用森田疗法理论克服烦恼的方法。活动方案依据成员的情况而定，每周一次。也有3个月为一个疗程的做法。有时也采取临时居住在一地，进行集体学习的方式。这类学习会大多数是请老会员作指导，大家谈体会，为患者出点子，会员称它为"相谈活动"。专门为患者出点子的相谈会是收费的：会员1小时3000日元，非会员5000日元，需要电话或写信预约。对集会不便的远方患者，也可用通信形式商议。总之，尽可能用多种方式满足患者需求。如果用森田疗法理论不能奏效，生活发见会负责介绍相关医生协助治疗。生活发见会联系着150余名医生，森田正马的嫡系弟子高良武久大夫就曾开办过"高良兴生院"。

日本生活发见会还经常编辑出版一些辅助性小册子，用于指导患者的学习。如《森田理论学习的要点》、《生活发见会是个什么样的机构呢?》、《您一个人在苦恼吗?》等。

生活发见会为配合治疗、丰富大家的精神生活,也不定期举办同好会、交流会、恳亲会等活动,届时也随机组织患者做手工、交流短歌、练书法、学习英语、瑜伽、网球等。活动丰富多彩,有利于促进病情的恢复。

日本生活发见会分布在全日本,这一组织从南部的冲绳至北端的北海道,已发展到150余所。现有会员3000多人。会员最多时曾近6500人。由于精神疗法与心理疗法的设施不断增加,因特网日益发展,信息传播非常迅速,所以会员有所减少。不过生活发见会这一机构一直在扎实而有效地开展着工作,很受患者青睐。

入会需要缴纳一定会费:入会需8000日元;年会费14000日元;对学生有减免制度;因故停会再入会时,视情况可免去入会费用。

9.2.3 生活发见会治愈病例两则

生活发见会这一机构解除了众多人的烦恼,在此举其中两例,供读者参考:

A. 我克服了对人恐怖症

以下是高桥的自述,此资料来自生活发见会简介。

我是高桥信雄,47岁,公司职员。长期以来,我在人前说话就非常紧张,为此烦闷至极,整日困惑在对人恐怖症之中。以前我一直认为在人前能堂堂正正说话,才算男人。可是,有一天在公司里,我面对300多人讲话,一开始就特别紧张,手脚发抖,口腔干渴,连自己说了什么都不知道,可谓遭遇大败。当晚我用被子蒙上头号啕大哭一场,并认为自己的人生全完啦!

从此,我尽量避开人前说话,闷闷不乐地过日子。有一天,上司通知我去担当埼玉县的厂长,那时我已被恐怖打击得落花流水。我想当了厂长后,在人前讲话的次数会变得更多,想到这些,恐怖与不安更加厉害。就在这关键时刻,我幸运地结识森田疗法,拼命地阅读森田理论的有关书籍,那书中就似写我自己,因为我与书中人有着共同的苦恼。

我很快参加了生活发见会,出席其集谈会活动,并热心参与本部的森田理论学习会。

在这些活动中,我学到了很多:譬如,即使在人前紧张、发抖,也要说下去,达到说话目的就是成功;恐怖、不安是心情问题,不要把它放在心上,说话是目的,是应该做的行为,即使讨厌也要去行动。

参加生活发见会的学习以后,有一天决定由我在公司会议室做报告。那天,我按捺不安感和恐怖感,流着紧张的汗水,但顺利地做完报告。在报告完的瞬间,我在心中呐喊:"成功啦!我在人前讲话成功啦!"

其实,心情与行动是两码事儿,这是神经症患者站起来的关键所在,对森田正马的这一理论我有了实际感受,这一点是极为重要的。自此以后,我多次跳入恐怖之中去实践,积累成功的喜悦。现在,即使有困难我也不逃避,而是比以前更加积极应对。我彻底从对人恐怖症中解放出来了,当然感谢森田疗法。

B. 不完美恐怖

我叫小田雅子,34 岁,家庭主妇。我有信心做好家务便结了婚,可是对丈夫的不满总是忐忑不安。在打扫除时,我特别经心,总是回头看有无留下灰尘,提醒自己一点也不能有出差错呀。

由于不安,就连叠被褥都紧张。我把被褥叠好就放入壁橱,可是却担心有没有叠好,便又一次全部拿出来,重新整理一遍。这种事情有时竟然反复三次、四次,甚至五次。这时我会产生疑问:难道连叠被褥都做不好吗?此时,我便在拿出来的被褥上纹丝不动地坐上几个钟头。然后责备自己:一个家庭主妇,连扫除、洗涮都做不完美,活着还有什么价值?于是我就拿来浴巾缠在脖子上,双手攥紧两头,真有点不想活啦。

在迷茫中，我去医院就诊神经科，说是患有神经衰弱。具体而言则是强迫神经症，当日取回药服用，但是不见效果，家务仍然做不完美。在我苦恼时，得到长谷川洋三会长所著的一部《森田式精神健康法》。为治病我加入了生活发见会，即使单程花上两个半钟头，我也要出席女子集谈会，认认真真一丝不苟地聆听大家的发言。听后我懂得了：追求完美很不现实，关键在于依自己的情况努力去行动。自此，我不再害怕失误，也决心不再总是回头检查自己的劳动。可是有时仍犯老毛病，但已不执著，尽力努力去做下一件事。比如洗衣服时，就想把洗好的衣服放入水桶，随后去擦干净晾衣竿，立即把衣服晾上。这样拼命去完成一个接一个的行动，不让大脑想那么多丝毫无用之事。

懂得了这一原则，我就不懈地坚持下去，家务劳动大有进展，虽然有时也还有苦恼，但我愿意打持久战。在此道路上，哪怕有一点进步也好，要为它高兴。现在我总是想，就这样坚持下去定会好起来。

由以上病例可知，这种自助活动很受患者欢迎，很多人从中受益。在其《生活之发见》月刊上，刊登过不少类似治疗实例的文章，生动地记述了在生活发见会的治疗过程，治愈后的心境以及参加生活发见会的愉悦。生活发见会如果从"启心会"算起，业已有50多年历史。

9.2.4 中国的生活发见会

中国不少精神科医务人员，以及想接受治疗的神经症患者，认为日本的生活发见会是一种很好的患者自助方式，所以在中国也成立了生活发见会，虽然不及日本那样的规模与完善的组织机构，尚属初级阶段，然而却是一个好兆头。即使如此，冈本常男也积极予以鼓励和支持。以下是在北京大学第六医院门诊大厅里的一次该会的活动纪实，是心际网的一篇报道，笔者稍有文字加工。

有一天晚上，北京大学第六医院门诊大厅里虽然没有了白天门庭若市的看病人群，但仍有十几个人围坐在一起，大家你一言我一语热烈地讨论着。原来，这是中国的"生活发见会"，即神经症患者的自助组织，正在进行座谈讨论活动。

大学三年级学生丁建勇（化名），慢慢地叙述着自己的苦恼，有时又表现出不好意思，周围的人有的发表自己的看法，有的说出自己类似的苦恼，有的为小丁支招儿，一时间，讨论会就像是为小丁进行的一次大会诊。

实际上，在场的除了北京大学第六医院的康成俊大夫之外，其他的都是神经症患者，心理疾病正在或者曾经折磨过他们。如今，他们自发地组织起来，通过这种互助的方式，勇敢地说出自己的困扰，共同学习森田疗法及心理健康知识，坦然面对自己的疾病。这委实是一件好事，发起人多是受惠于森田疗法的患者。

王培女士是此次活动的发起人之一。据她介绍，除了座谈讨论以外，他们还组织一起去爬山、唱卡拉 OK 等，以多种形式的集体活动，交换感想和体会，亦可称集谈会。

北京大学第六医院心理咨询专家康成俊大夫向记者介绍说，神经症是一种很常见的心理疾病，从最近几年患者就诊的情况来看，社会上患神经症的人越来越多，而且越是高智商、高学历、高层次的人群发病率越高。神经症的症状五花八门，多种多样，有的稀奇古怪，病人的痛苦让常人难以理解。神经症通常被分为焦虑症、恐怖症、强迫症及神经衰弱等多种类型。这些症状一般不会发展成严重的精神病，但往往长期困扰着患者而难以治愈，严重影响了他们的工作、生活和学习。比如前面已经提到的大学生小丁，因为每次吃饭时总是过分担心碗筷不洁、饭菜里有致癌物质或其他污秽物，需要反复考虑、盘算、检查多次才敢吃下去，导致每顿饭要花一个多小时的工夫，做其他事情也因同样的原因而非常缓慢。由于症状的困惑，他现在不能坚持继续上学，眼下正准备申请休学，争取集中治疗。

据康大夫介绍，生活发见会这种形式来源于日本的森田疗法，这一疗法以东方的人生哲学为基础，引导患者顺应自然地接受自己的情绪，以应当做的事为目的去行动，就是为所当为。

森田疗法分门诊式和住院式两种形式。前者每周一次在门诊治疗，接受森田式的生活指导，有时也进行日记指导；后者则需要在1—3个月的住院期间，分别经过绝对卧床期、轻微工作期、普通工作期和生活训练期四个阶段的治疗。

作为最早把森田疗法引入中国的专家之一，康大夫认为，森田疗法是目前在中国适用性较强的一种心理疗法，它融合了精神分析、认知疗法、行为疗法、作业疗法及中国传统文化、佛教、禅的思想内容，可操作性强，对强迫症、恐怖症、焦虑症、失眠及抑郁症等多种心理障碍有独特的疗效。目前，国内包括北京大学第六医院在内的一些著名的精神卫生机构都专门设立了森田疗法门诊和病房，有一批富有经验的森田疗法专家。他们中许多人从日本学成归来后，在国内积极进行临床实践，有效地帮助各类神经症患者走出了心理障碍的泥潭。生活发见会是一种集体学习、讨论森田疗法的患者自助团体，它能够使参加活动者领悟并努力实践，从神经症的痛苦中解脱出来，更加建设性地工作和生活。①

9.2.5　资助生活发见会

冈本常男一心想感谢森田疗法，但是用什么方式去实现这一愿望，最初他并未形成一个精密的计划。由于良友大西辉生的陪同、介绍，冈本常男参加了生活发见会的一些活动，对该组织及成员印象很好，自己也受益匪浅，便提出资助该会5000万日元（约合人民币350万元）。当时在场的长谷川洋三会长，以及该会的其他领导人非常惊喜，甚至不敢相信自己的耳朵。一个非营利自助性小机构，经济拮据可想而知，有人资助而且是个天价数字，大家高兴自不待言。当时需要资助的团体很多，最后，援助的资金是原设想的一半，即

---

① 《森田疗法治神经症》（http://health.enorth.com.cn/system/2005/05/19/001027189.shtml）。

2500万日元，就是这些也称得上大手笔。生活发见会的人，都被冈本常男的慷慨、极富亲和力、做什么都认真的态度所感动，因此，他们后来也都成为冈本常男推介森田疗法事业的鼎力支持者。与此同时，生活发见会的工作也得到了持续的发展。

9.3 建立精神卫生冈本纪念财团

1988年，冈本常男为赞助和推广森田疗法，深思熟虑后，毅然决定将个人一生赚取的全数积蓄，约计40亿日元，用在推广、发展森田疗法的事业之上，为此计划在大阪市内建立日本精神卫生冈本纪念财团。一向习惯于自作主张的冈本常男，首先与夫人佳子商议，这也是冈本常男托森田疗法恩德，胃肠神经质痊愈后，性格变好，学会了尊重他人，包括家人。爽快的夫人立即表示同意。

实现如此善举需要向日本厚生省申请，得到批准后，方能建立。那时日本由于服用药品引发的纠纷很多，有的不仅向政府讨公道，甚至要求政府予以赔偿。因此厚生省主管部门对此非常慎重。加之不少人对森田疗法尚不甚了解，所以厚生省相关部门需要进行了解。但是经过冈本常男热忱而真诚地介绍，特别是冈本常男自身治愈的实例，使官员们很是信赖与感动。再加上长谷川洋三、高良武久等专家学者的详尽说明，厚生省终于同意其申请，准予成立财团法人机构。

1988年7月28日，精神卫生冈本纪念财团在大阪市内的皇家饭店隆重成立，冈本常男亲任财团理事长，聘请知名学者担任名誉会长、理事等职务。

该财团设在大阪市北区曾根崎2-5-10梅田バシフイツクビル7阶。经理事会讨论，决定了财团主要宗旨及今后所从事的事业：

A. 宗旨
精神卫生冈本纪念财团以增强人们精神健康为宗旨。为有益于公众的精神健康，欲推进丰富多彩的事业。资助针对神经症而进行的精神疗法研究以及启蒙活动，为因神经症而苦恼的人们举办研讨会、出版书籍、资料，总之要有计划地举办内容广泛的各种活动。此外，与国外交换信息资料，把与神经症有关的森田疗法的学术交流活动普及、推广到世界各地。

B. 资助的具体事业

（1）资助研究事业

资助针对神经症的精神疗法（如森田疗法等）的研究、开发。

资助在神经症以及精神疗法领域获得出类拔萃研究成果的人。

资助与前项有关的研究信息的交换，以及国内外交流等所需费用。

支援研究论文的翻译、发表、研究信息交换等所需经费。

资助会议、研讨会等以及参加这些活动所需经费。

资助派遣国外的研究者以及招聘外国研究者所需的费用。

（2）资助相关活动的事业

资助有关神经症、精神健康的启迪活动、讲演会等。

资助举办讲演会等需要的经费。

资助有关辅导、咨询活动所要经费。

资助关于森田疗法的理论与实践所举行的集体学习活动。

援助为学习森田疗法而主办集会的团体以及该团体成员进行集体理论学习所需费用。

援助以上团体为成员举行研修活动所需费用。

（3）一般事业

主办以神经症为主的有关精神健康讲演会、研讨会。

为普及对神经症的精神疗法发行图书及其他刊物。

设置有关心理健康的精神卫生图书室、谈话室。

开发森田疗法的研修课题以及与其相关的委托事项与实施。

（4）其他

为实现本财团的宗旨欲开展必要的事业。

C. 基金

本财团设有基金。基金数额为：株式会社尼齐伊 100 万股票，折合 24 亿日元，加上现金 16 亿日元，合计 40 亿日元。用基金的利息支撑上述事业。[可是株式会社尼齐伊后来改名为玛依卡璐（株式会社マイカル），于 21 世纪初由于经营不善，遭遇倒闭，那 100 万股票遂变为零。]

我们再了解一下当时冈本常男的心声，相信会更好地理解这一善举，以下是他作为理事长发表的讲话，刊登在财团的简介中。

到了把精神健康提上日程的时候

近年来，我国医疗技术的发展突飞猛进，已达到世界较高的水准，它有利于提高人们的寿命、增进人们的健康。可是，目前由于社会生活变得复杂等因素，给人们带来的是过度疲惫与精神不安，因此，人的身心出现失调等症状，不少人陷入"神经症"。

我就是其中一例。过去，我由于神经症而引发胃肠障碍，陷入极度痛苦之中，一个偶然的机会，巧遇森田疗法，经过学习与实践其理论，在短期内惊奇地获得痊愈。我很幸运，受惠于森田疗法并得到拯救。不过，我相信有不少人因为不知道有如此出色的森田疗法而处于苦恼之中。告知他们森田疗法的存在，便是拯救之恩赋予我的使命，是此种心境，促使我设立了财团法人精神卫生冈本纪念财团。

鉴于森田疗法医治神经症的理论及其治疗技法的研究，是在日本独自创始的，所以我决计对森田疗法及其他优秀的精神疗法开展资助和普及活动，并竭尽全力，希望对人们的精神健康与福祉的提高贡献自己的微薄之力。

财团设立后反响强烈，如此金额的公益财团在日本也很少。森田正马的嫡系高徒、东京慈惠会医科大学名誉教授高良武久高度评价财团的设立。他认为，该财团对精神疗法学界意义深远，因为财团以普及与发展森田疗法为重点，森田疗法用神经症否定了神经衰弱的说法，有着划时代贡献。加之该财团设立的直接动机，是基于冈本常男个人受惠于森田疗法，他有亲身体验，而且已有不少人受惠于森田疗法，他们积极支持这一事业，这也是他无与伦比的特色。正如大家所知，当今神经症患者很多，森田疗法不仅可以医治患者的疾患，而且可以提升一般人的生活质量。

财团成立后，不少人称赞冈本常男是位无私心的人，有远见的人，是精神卫生事业的一大壮举，期待这一事业获得巨大成果。

精神卫生冈本纪念财团成立以后，以理事长冈本常男为首的各位成员，就立即按照财团宗旨行动，除举办一些力所能及的活动外，积极寻找为弘扬、推介、实践森田疗法的医院、相关机构与专家学者，视其具体情况予以支持、资助。前面已经记述该财团对生活发见会的支援。财团问世后，逐渐完善各种设施，如图书资料室、网站；创办并发行活页《精神通讯》机关报（メンタルニュースNO.）。此外还举办森田疗法研讨会；资助外国医生、学者、留学生到日本研修等。

这些举措均对在日本国内外推介森田疗法打下了良好的基础。在中国的推介已获得不少业绩，将单独作为一章撰写，故以下重点就放在日本国内以及欧美各国的推介情况。

9.3.1 支持三圣医院

精神卫生冈本纪念财团成立后不久，在一次学术活动中，冈本常男就结识了一位生活发见会的成员，这人的名字叫山中和己，曾经罹患过神经症，是位学者型患者，深谙森田疗法。经他介绍，冈本常男了解到在京都有一座三圣医院，便开始与其接触。该医院在日本较早实施森田疗法，救治了很多患者，颇具特点。冈本常男决定主动予以支持。最初是陪同各国有关了解森田疗法人员去该医院参观访问，座谈切磋，接待为学习森田疗法而来的留学生参观实习。笔者认为冈本常男此举是慧眼识真，极有价值的。若问何以见得？请了解一下三圣医院的独特发展史以及其运作方法、内容与业绩，便可证明对它的支持是值得并颇有意义的。

三圣医院始建于 1920 年，初建在京都市内的东福寺。提到东福寺，不能不简介一下该寺与禅的渊源。1235 年，日本的圆尔辨圆前往宋朝，直奔径山参谒无准师范，得心印禅法，回日本以后，在京都市创建东福寺，弘法布教，禅风四起。东福寺是临济宗的大本山，临济是唐代一位禅僧，颇有名气。宗教界公认，禅宗虽然始发在中国，但开花结果却在日本，圆尔辨圆对禅造诣很深，可想而知禅风对东福寺的影响。加之三圣医院的创办人宇佐玄雄是位宗教家、禅僧，宇佐玄雄深谙禅学和森田疗法，他认为禅与森田疗法有共同之处，三圣医院若将其有机结合，用于治疗精神科疾病及神经症，是再理想不过的了。

宇佐玄雄是森田正马得意的嫡系弟子。他先是在早稻田大学哲学系宗教研究科学习，后又在京都大德寺道场专门修禅，此后，前往三重县伊贺市山溪寺担任方丈。宇佐玄雄一直深思一个问题，即作为宗教家，通过解说佛法，让信众知晓禅的真谛，该是天经地义的事。就在这时，也就是 1914 年，宇佐玄雄出席了日本内务省感化救济事业讲习会，通过参加这样的活动，他更加坚定了普及禅的想法，同时他还认为如果将禅与精神医学有机结合，不仅会很好地提升人们的生活质量，还会治愈一些患者的疾病。为此，他决计去攻读精神医学。可是，他是一介贫僧，力不从心，便去说服德高望重的东福寺派的管长井上九峰老师，以及山溪寺其他领导，说明进修精神医学的重要性，可是却遭到大多数施主们的强烈反对，然而他坚决要去东京游学。几经磋商，达成妥协方案，先决条件是宇佐玄雄方丈必须每周回到寺院一次，指导处理寺内重要工作，当时他不得不答应下来。

就这样，宇佐玄雄于 1915 年入学东京慈惠会医学专门学校，即当今的东京慈惠会医科大学，在森田正马教授门下学习精神医学。4 年后，他从该校顺利毕业，时年 33 岁。那时，森田疗法接近成熟期。

森田疗法

宇佐玄雄由于学业出类拔萃，森田正马教授主动建议并举荐他，希望他去东京大学精神医学教研室继续深造。有鉴于此，宇佐玄雄又进入了东京大学，师从精神医学与儒学均有造诣的吴秀三教授。宇佐玄雄有幸再遇高师，当然十分珍惜这一难得的良机，专心致志地攻读，争分夺秒地刻苦学习。

他在东京大学进修两年，于 1921 年夏天完成预期学业。在这关键时期，他的命运迎来转机。宇佐玄雄有幸造访镰仓圆觉寺的释宗演老师，两人交谈甚为投机。释宗演老师对宇佐玄雄说："像你这样一位立志医学的优秀宗教学家，应把精神医学与宗教思想巧妙地结合，医治人们的心灵创伤。"宇佐玄雄认为这给他指出了一条光明大道。释宗演老师的一席话使他萌生了创建医院的动机，于是他痛下决心辞去东福寺的工作，设法创建医院，专事医疗事业。

可是，创建一所医院谈何容易！他遇到多种困难，首先是医院建于何处？在东福寺内建所医院从来没有过先例，担心无人赞成。

宇佐玄雄多次苦口婆心到处游说，特别着重宣讲医疗慈善的重要意义，解说办医院可治疗精神患者的身心疾病，新建医院不仅使国民拥有健康的心灵，而且拥有健壮的体魄，也是一所理想的救济院，对国家和社会是一大贡献。宇佐玄雄还明确宣传，这种医院在日本未曾有过，它既是精神卫生治疗的场所，又是运用禅的思想进行修养教育的圣地。

工夫不负有心人，几经周折，终于获得东福寺全体人员的同意。医院作为大本山的一项事业，由东福寺经营，利用旧三圣寺客殿，于 1922 年 10 月开设了三圣医院，开展神经症的治疗。经营近三年后，即 1925 年 5 月，三圣医院在大本山内的龙眼庵，还开设了实施森田疗法的住院治疗部。当时，担任院长的是东福寺管长井上九峰老师。此外，还聘请了顾问，他们是东京慈惠会医科大学森田正马教授、京都帝国大学今村新吉教授及东京大学精神医学教室的一些前辈。今村新吉对法国精神医学有很深的造诣，同时对神经症的治疗颇有兴趣，他评价森田正马是位"很具灵性之人"。宇佐玄雄与今村新吉两人亲如知己。今村新吉还是宇佐玄雄的媒妁之人。他们很早就渴望有一座专门治疗神经症的医院,不言而喻,三圣医院的问世,使志同道合的人们高兴不已。他们欢聚一堂,大展身手,甘心情愿、全力以赴支持该医院事业就在情理之中。该医院尚有东福寺和尚参与,因为三圣医院的创建与医院选址,均得到过佛寺、佛家、禅师们的大力支持。宇佐玄雄本人的法名为"东福英雄和尚大禅师",在医疗实践中,禅与森田疗法的美妙契合是可想而知的。不言而喻,三圣医院是一所与众不同的医院。

1925 年,在东福寺大方丈厅,精神学大家森田正马举办一场讲演会,听众逾千名。由于上述多层缘分,森田正马经常下榻三圣医院,医院伺机为其举办讲学、座谈。自此以后,患者与日俱增,使得三圣医院声名大噪。

为适应形势需要,医院计划于 1926 年扩建。就在这一年,佛教界、文学界名人仓田百三来医院就诊,宇佐玄雄为他解除了缠绕多年的精神烦恼。

1927 年 12 月,在医院的邻接地新建了开设有 38 张病床的住院楼。1931 年 10 月,由出院患者发起成立"三省会"。该会成立那天,森田正马教授以及他的门下医师们,集聚在东福寺大方丈厅座谈,寺内僧侣来聆听者众多。森田正马谈到唐代的洞山禅师的无寒暑话题,与森田疗法有异曲同工之处,使在场的人深受感动。森田正马在出席九州一带学会以及回家乡扫墓时,经常把该医院作为中转站,在京都三圣医院驻足留宿一夜,借此机会,便把患者集中起来,利用晚上时间与其交谈,向他讨教。

第二次世界大战中,三圣医院的住院患者锐减,到 1945 年 1 月,甚至仅剩下 1 人。但是待到战后恢复时期,也就是 1950 年,住院人数又恢复到从前的水平,后来出现与日俱增的势头。1951 年,为适应形势的需要,医院实施改建,床位达到 50 张。同年 8 月 1 日,医

森田疗法

院变为医疗法人，从此走向正常发展的轨道。

1952 年 8 月，宇佐玄雄接待从美国来访的精神科学者豪威尔·K（Hoyney·K），以及日本国内的著名学者铃木大拙、佐藤幸治教授等人。宇佐玄雄与他们交谈所涉及的内容多为森田疗法与禅的关系，他始终认为森田疗法与禅有缘，所以在他经营的三圣医院，实施治疗时，均反映出与禅结合的特点，譬如：宇佐玄雄对医院采取极为肃静的规定；不举办娱乐和引起患者担心的活动；强调肃静，即使在吃腌制咸菜时，也尽量不要发出声音。还有，该医院注重医疗与佛事联袂开展活动，贯穿一切"顺应自然"，取得了良好治疗效果。宇佐玄雄创建了一所具有独特风格的医院，这所医院应用森田疗法结合禅的思想，专门救治神经症患者，对人类的健康作出了独到的贡献。

宇佐玄雄在其医学思想与业务娴熟时，相继出版了多部精神医学方面的著作。例如：1921 年的《精神疗法讲义》、1934 年的《生的欲望》、1935 年的《脸红恐怖的疗法》与《走向神经质治疗的道路》、1936 年的《说服疗法》、1939 年的《习惯性毛病的纠正》、1954 年问世的《禅的神经症疗法》（英文版）以及 1955 年出版的《神经质的矫正法》等。

众所周知，神经衰弱症的说法产生于欧洲，森田正马通过研究和实践，提出把神经衰弱症称为神经质症更合适。精神病学界接受了这一提法，逐渐改变为神经质症的说法。

宇佐玄雄是森田正马的嫡系弟子，在他的许多著作中，都贯穿了森田正马的治疗思想，这是不言自明的。如《禅的神经症疗法》（英文版）以及《神经质的矫正法》等，不仅反映了森田正马的治疗思想，就连语言表达的方式都很近似，例如，在他后期的著作里，多使用"神经质"、"神经质症"或"神经症"一词。

宇佐玄雄于 1957 年 2 月 14 日突然病逝。宇佐玄雄的儿子宇佐晋一接过父业，继续经营三圣医院。宇佐晋一毕业于京都大学附属医学专门学校，该校后更名为京都大学附属医院。宇佐晋一毕业于该大学的普通医学科。不久，宇佐晋一又专攻精神医学，并获得"森田疗法研究"医学博士学位。宇佐晋一对禅学也有很深的造诣，他很好地继承了父亲经营三圣医院的优势，特别是活用禅的思想，实施对神经症的治疗方面有新建树。他把三圣医院视为僧堂，称医院为道场；他视住院患者为修养生；他让患者欣赏著名而高雅的美术作品，在充满艺术美感的氛围中，引发患者对美的感性认识，从而喜爱生活。宇佐晋一认为这对神经症的治疗是非常有效的。

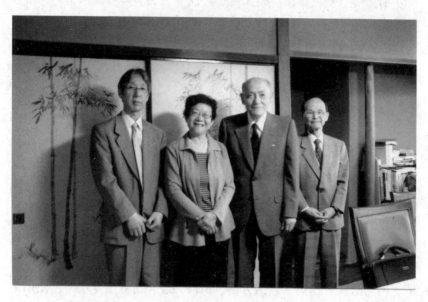

宇佐晋一院长（右二）、冈本常男会长（右一）、
赤井正则事务局长（左一）与笔者贾蕙萱（左二）在三圣医院

　　康成俊和笔者曾去参观过三圣医院，受到过宇佐晋一院长夫妇的接待。宇佐晋一院长一派绅士风度，一看便是一位学者型院长。他担任日本森田疗法学会的理事，经常参加各种有关精神医学、森田疗法的学术会议，也多次应邀去讲演。宇佐晋一撰写过很多论文、随笔、专著，如《禅性森田疗法》、《顺应自然的世界——佛教与森田疗法》

（与木下勇作合著）等。三圣医院有门诊，也有住院部，专事森田疗法医治神经症，业已积累不少经验。由于成绩卓著，曾荣获森田正马奖。

有鉴于此，精神卫生冈本纪念财团对三圣医院赞扬有加，以各种形式予以支持，其实这是很有远见的。冈本常男理事长认为，三圣医院地处关西地区的京都市内，与大阪距离较近，交流起来很方便，所以财团组织的一些学术活动一般都请宇佐晋一院长参加；三圣医院有关的研究会、出版物，只要向财团提出申请，财团尽量设法予以资助；财团经常给三圣医院赠送森田疗法的相关资料；冈本常男理事长几乎每年都主动宴请宇佐晋一院长，借此机会相互交流心得体会。

9.3.2 创建图书室、机关报和网站

A. 精神卫生图书室简介

1990年9月，财团在大阪本部开设了"精神卫生图书室"，面积达66平方米。其中藏书多由财团购入，也有生活发见会的会员寄赠的，共有7200多册，65%是有关神经症和森田疗法的书籍及一些辅助性期刊，其他则是有关心理学、各种指南以及教育、家庭、老人、青春期现象、健康事业和宗教方面的资料，以期达到帮助理解森田疗法的目的。

此外，还有许多录音、录像磁带等视听资料300余份。图书是开架的，可免费阅读。若想借出，只要出示一下证件，进行登记就可以了。因为给读者提供了众多方便，所以一经开馆就很受欢迎，使用率很高。读者中有父母带孩子来阅览的，也有受益者介绍朋友来查找资料的。其中也有非患者，如护士、年轻医师、医学院的学生、心理辅导教师等，是到这里来提高自己的。

图书室的负责人是万代博志，他也罹患过严重的神经症。他幼年时就体弱多病，曾经历过眼、耳、扁桃腺手术，使他对健康失去了自信。中学时代，万代博志曾出现失眠、消化系统紊乱、呼吸困难等症状，不得已住院三个月，服用过多种药物，辗转多所医院，却毫无效果，为此中途退学。万代博志苦恼至极，几次想到结束自己的生命。

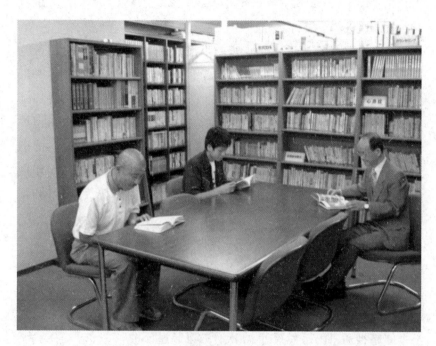

图书室一角

其实他并无器质性疾病，后来喜结良缘使他产生了自信，又幸遇森田疗法，便找回了真正的自我，恢复了正常生活。

使用过图书室的人们，都说万代博志工作认真、热情细致，责任心强。他会主动指导来访者，给他们以方便，有时和他们座谈，解决一些心理问题。是呀，无论他出于感恩森田疗法，还是同病相怜，或许是憧憬冈本常男的人品，都不难理解他有如此令人满意的表现。

精神卫生图书馆为社会作出了自己的贡献，自然社会评价也很好，媒体多次以财团图书室撰文，赞誉它是"消解疲惫的图书室"、"心灵的绿洲"。

B. 创编机关报《精神通讯》

为反映财团日常活动以及森田疗法的研究动向、最新信息，机关

报《精神通讯》（日文：メンタルニュース），几乎与财团成立的同时，就开始编辑、发行。

机关报《精神通讯》是4开的小报。初期，每年2期，后改为一年一期。文字浅显易懂，内容丰富多彩。一言以蔽之，是为神经症患者服务的小报。其内容有神经症患者的体会；专家解读森田疗法以及相关名词术语的解释；心理、精神健康等各方面的知识栏目。由于很受读者青睐，内容不断得到充实，如参加研讨会的感受、新书介绍、医疗机构指南等，遂从第4期开始扩大为B5印刷纸8版。如果遇到获得森田疗法奖以及财团举办重要大型活动时，则发行特集。

《精神通讯》小报，随着财团事业的发展越办越好，因为素材日益丰富，再加上担任编辑的是山中和己，他有过编辑《生活之发见》的丰富经验，文笔流畅而俊秀。又因编辑的手段也日见先进，用电脑制图、画表、插入照片等都变得方便快捷，当然会给杂志增辉添色。至今《精神通讯》已发行近30次，效果超过预想。

财团创办发行《精神通讯》，既给财团留下了宝贵的历史资料，也为推介森田疗法起到了宣传推介的作用，当然值得我们称道，特在此撰写一笔。

C. 开设财团网站

1996年，时任财团理事的冈本信夫（现任理事长），建议试行开设财团有关森田疗法和心理卫生知识的网站，并把有关神经症的资料定为主页，专门为因神经症而苦恼的人们提供各种有关森田疗法活动、治疗的信息等，网址为：http://www.mental-health.org/。这一建议很合时宜，因为人类已迎来IT时代，网络时代，向着信息化与全球化前进。可是一般年迈之人，因为不易掌握电脑技术，都想不到如何利用这一新科技。冈本信夫理事认为这是一个新事物，需要用一年的时间摸索、挑战。为不给财团添麻烦，冈本信夫理事提出先由父亲冈本常男个人的资金开设，以观效果。

网站由精通电脑的万代博志业务课长负责管理，因为万代曾经从事过计算机通信。主页的任务就是为神经症患者提供更多更好的信息，患者之间可进行交流，提供专家建议等。由于日本是个生活节奏较快的国度，加之日本人甚为认真、完美主义者多，所以容易罹患神经症。网站开设以后，收到想象不到的良好效果，颇受读者欢迎，经常有国内外患者咨询、光顾、盛况空前。日文点击率每月一般达 30 余万次，英文点击率达 3 万多次。

9.3.3 支持书籍、杂志的出版发行

书籍是传播森田疗法不可或缺的手段之一，为此，财团除自身搜集、出版有关森田疗法的图书资料外，还出资支持出版发行国内外有关森田疗法的各类书籍，这样做也丰富了财团的图书室。

A. 支持资助书籍的出版发行

冈本常男理事长认为，支持资助书籍的出版发行，是在国内外推介森田疗法的基础，所以一直热心资助相关的各种语言版本书籍、资料的出版发行。业已出版的有日文版、中文版、英文版、法文版、德文版、韩文版等。此外，还出版了很多英文版森田疗法的单行本、宣传资料，以便分送世界各国，为实施和研究者提供方便。在此，仅列举在日本出版的几部书，供读者参考：

《森田疗法入门》（日文：『森田療法のすすめ』）上下两册，水谷启二编著，白扬社；《神经衰弱与强迫观念的根治法》（日文：『神経衰弱と強迫観念の根治法』），森田正马，白扬社；《神经质的实态与疗法》（日文：『神経質の本態と療法』），森田正马，白扬社。

也有在国外出版的译文书，以中译本为例，前边已有说明，冈本常男的著作有两本曾译为中文在中国出版发行。还有长谷川洋三所著《行动转变性格——森田式精神健康法》（日文：『森田理論で自分発見——行動があなたを変える』）读者反响很好，有的患者反馈说读后改变了人生观、改善了睡眠。

森田博士的代表作《神经质的实态与疗法》也已被译成法文出

森田疗法

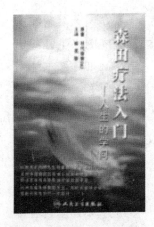

《森田疗法入门——人生的学问》一书封面

版发行。

美国的文化人类学者 D. K. 雷诺鲁兹博士，将森田疗法和内观的手法有机结合，编写了《建设性的生活态度》（Constructive Living）一书，并开展了极其广泛的宣传推广活动。

加拿大的石山一舟副教授在不列颠·哥伦比亚大学，将森田疗法引入了疏通心理疗法的领域中，取得很好收效。于是他将其成果写入北美的英文期刊《国际森田疗法纪要》（International Bulletin of Morita Therapy）中，并积极在加拿大宣传推介。

冈本财团还发掘森田疗法的基础文献，具体而言，就是整理、出版、发行森田正马的原著，让更多读者知晓森田疗法创始人的原始想法、做法，不言而喻，它有利于加深理解森田疗法，而且可增强身心健康。特别是在森田正马诞辰 100 周年时，日本的学者们组织编辑出版其全集，这是非常有远见的。森田正马的嫡系及间接弟子们活跃在第一线，业绩辈出，《森田正马全集》的问世，无疑具有深远意义。

财团资助出版的书籍中，有不少对森田疗法有深邃研究的著作，无疑会丰富人类精神健康的宝库和财团图书室。患者反馈说："通过阅读不仅治好了自身的神经症，而且增长了生活知识。"毋庸置疑，这对社会的安定、家庭的幸福都是大有裨益的。

B. 资助《森田疗法学会杂志》的出版

《森田疗法学会杂志》与森田正马有着很深的缘分，其前身是森田正马所办《神经质》杂志，前者由后者演变而来——

1930 年 2 月，森田正马创立的森田诊疗所组建了"神经症研究会"。加入该研究会的，都是与森田正马志同道合的仁人志士，经他们的努力，创刊发行了《神经质》杂志，其编辑负责人为原慈惠会医科大学的教授竹山恒寿。该杂志通俗易懂，不时刊登与当时走红的弗洛伊德学派有争议的文章。由于它代表着医学的进步与革新，因此备受读者欢迎。可是好事多磨，因为太平洋战争不断扩大，时局动荡，物资匮乏，经费不足，1941 年 3 月，《神经质》杂志不得已而停刊，遗憾之声自然不绝于耳。

战后，对《神经质》杂志的复刊呼声强烈，森田正马的后继者们，便因陋就简，改变形式谋其复刊。虽然较前简化了不少，但还是由于财政拮据，人手不够，只能出版不定期小册子，根本称不上是"神经症研究会"名副其实的杂志。即使如此，也无法坚持下去，后来只好割爱停刊。

从事森田疗法的专家学者、医务工作者们一直渴望《神经质》杂志复刊。特别是森田疗法学会的成员们，甚至到了望眼欲穿的程度，因为有无机关杂志是一个学术机构的重要标尺。

岁月如梭，光阴似箭。转瞬间就是 50 年，但是森田学派的人们从未忘却《神经质》杂志的作用。机会终于来临，第一届国际森田疗法学会召开当天，《森田疗法学会杂志》创刊号就分发给了与会各位代表，该刊物继承了《神经质》杂志的宗旨。森田疗法迎来了新时代，其应用面不断扩大，加之森田疗法学会早就想有一个机关杂志，综合考虑这些因素，便没有沿用《神经质》杂志的名称，而定名为《森田疗法学会杂志》。森田学派的人们感慨万分，自不待言。因为若无往昔的《神经质》杂志，难有今日的《森田疗法学会杂志》。

该杂志的总编辑是大原健士郎理事长，封面题字由晴和医院副院长德田良仁挥毫。森田正马的号"形外"两个文字，也被设计到封面图案中。每期出版发行的费用，冈本常男领导的财团均予以资助，也给财团图书室增加了新内容。杂志的主要内容就是及时反映森田疗法研究、实践及其成果，其中不乏优秀论文。不言而喻，森田正马在黄泉之下定会高兴不已。

9.3.4 与慈惠医大森田疗法中心合作

东京慈惠会医科大学森田疗法中心，是冈本财团的合作伙伴，其前身是慈惠会医院医学专门学校，系私立医院。该医院初建于1921年，其初衷是专为贫穷的人们开设的医疗机构。该大学的精神科由第一代教授森田正马博士所创，为治疗神经症而开展教学、治疗及研究工作，其实就是验证森田正马教授自创疗法的可行性及有效度，并摸索研究出与西方精神疗法的不同之处。

由此可知，森田疗法的发祥地是东京慈惠会医科大学，由于有这种缘分，早在1972年，坐落在东京都狛江市的慈惠会医科大学附属第三病院就设置了森田疗法室，当时只有10张病床。待到1984年，森田疗法室改建为地上2层、地下1层，共三层的森田疗法楼，病床增加到20张。2007年5月，在该大学成立森田疗法中心，从此集诊治、教育、研究为一体，成为日本大学医院中唯一的一所森田疗法专门病房。患者可住入舒适的病房，享受很好的医疗条件。森田疗法中心所设部门齐全，设备先进，方便患者接受治疗。

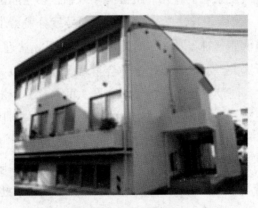

慈惠医大的森田疗法中心

森田疗法中心医疗班子，设一名诊疗医师长，初任是北西宪二教授，自1995年起，由中村敬教授接任；7位常任医师；一位病房专任临床心理士；14 名护士。东京慈惠会医科大学开展森田疗法治疗已有 30 多年历史，精神卫生冈本纪念财团对这样的机构予以器重，无疑是很有意义的，它有利于森田疗法的发展、推介。以下就森田疗法中心的主要任务作些简单介绍：

A. 住院治疗

从 20 世纪 20 年代，森田正马开创治疗神经症，初期是采取在医生家住院治疗的方法。如今，时代不同了，科学技术获得飞速发展，虽然不必要原封照搬过去形式的住院治疗方法，但经验证明，住院森田疗法是其他方法难以替代的重要而有效的治疗手段。为此，与时俱进，提供新时代的住院治疗也是一种进步。森田疗法中心努力做到了这一点，不仅有先进的医疗设施，在治疗班子里，还设有多面手的医师与对森田疗法有很深造诣的专家学者。为结合治疗，该中心设有供自己的患者作业和生活专用的场地，卧褥期设有宁静的和式单人房间，硬件与软件都经得起评估，实施森田疗法已具备一个完整的系统。

东京慈惠会医科大学系综合性医科专门大学，在该校实施森田疗法有很多方便之处。它可以联合精神科以外的其他治疗科室，必要时还可请来身体医学领域的医生协作，在住院前需要检查患者有无器质性疾病；配合服药治疗时，需要内科诊断；对特别虚弱的患者有必要食疗时，可请营养师作指导等，这些在综合性大学医院都可以办到。换言之，能提供身心两方面检查与治疗的条件。至于住院治疗的程序，与前述一样，分 4 个治疗期，通过面谈、写日记予以指导，恕此不赘述。

如有人愿意接受森田疗法治疗，可先去东京慈惠会医科大学附属第三病院精神科看门诊，让医生判断此疗法是否适宜。如果正在接受其他医疗机构治疗，请尽量带其介绍信。因为上班、上学不能接受住院治疗的患者，或者正在等待住院床位以及住院后期的患者，均可在森田疗法中心接受门诊治疗。门诊治疗完全实行预约制，接受森田

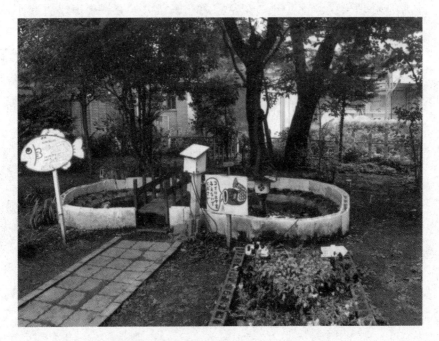

森田疗法中心为患者开辟的治疗作业区：森田庭院

法门诊治疗时，也是通过面谈、日记指导对患者实施治疗。主要是让患者理解与不安同在，认识和利用自身的欲望，多多行动，充实生活。解说森田正马的治疗理论，譬如："心随万境转，转处实能幽。"以及他的禅学思想："那是钟在鸣，还是撞钟之木在鸣？到底还是钟与撞木之间在鸣？"① 森田疗法中心为门诊患者准备了4个面谈室以及小组治疗室。因效果不错，森田疗法中心门庭若市。

B. 教育部门

东京慈惠会医科大学本来就是个医学教育机构，培养教育人才是其本职工作。不言而喻，森田疗法中心也担负着教学任务。它不仅接

---

① 森田正马：《新版神经质的实际状态与疗法》，白扬社2004年12月第1版，第36页。

受来国内的研修生，也接受来自外国的研修生来此深造，如中国、美国、以色列、芬兰等海外很多国家的医师、临床心理师。东京慈惠会医科大学决定，今后将继续强化森田疗法中心，发挥其特色，制定更多研修项目，逐步充实其教学、研究内容，以便扩大接受来自国内外研修生的能力。

C. 研究情况

森田疗法中心是东京慈惠会医科大学的一个医疗机构，开展科学研究是义不容辞的任务。过去的主要研究领域有：森田疗法的治疗效果、住院治疗的组织结构及医术；对社会恐怖、强迫性障碍等神经症及其近缘疾病的精神病理学研究。

住院与门诊两种治疗方式可否灵活结合？现在看来答案是肯定的，可是过去的人很难打破这种常规的思维。如今的森田疗法专家们，在治疗中遇到不少难题，经过研究、实践，改变了想法。他们以门诊和自助团体治疗为基础，采取短期住院的措施，只需卧床期和轻作业期。传统的住院治疗需要 3 个月，若缩短住院时间，便可少耽误患者的工作和学习，少影响其社会生活。有的患者还可利用带薪休假住院治疗，何乐而不为！目前，森田疗法中心正朝着多样化治疗道路前进，不断改进完善新时代森田疗法的新疗法。

今后，森田疗法中心计划对出院患者进行长期追踪调研，研究如何进一步完善标准的门诊治疗等。同时，与医科大学内外更多单位携手合作，推进国际性、跨学科的研究。

精神科各领域的研究，据点就设在森田疗法中心，其成果必然凸显该中心的重要作用。为达到上述目的，在中心内设立图书资料室，并不断努力丰富与森田疗法相关的图书、文献。

森田疗法中心设有网站：http://www.jikei.ac.jp/，可上网查询更详细的各种信息。森田疗法中心的医务工作者们，决心把中心建成向世界的专家学者们发送关于森田疗法的最新情报。

其实，慈惠会医科大学森田疗法中心已经有不少研究成果，同时也向世界发出了很多信息，该中心在 2007 年编辑出版的一部书《新时代的森田疗法——住院治疗的最新指南》（日文：『新時代の森田療法——入院療法最新ガイド』），已反映出很丰富的研究硕果。他们对治疗过的患者有很详细的统计，通过统计数字进行比较，得出由于职业、性别、年龄的不同而出现的比例差异，如患者的治疗改善度、患神经质的类型、性别、年龄比例、每 5 年罹患神经质的差异等等，对研究神经症很有参考价值。①

9.3.5 举办森田疗法研讨会

近年来，在日本全国各地，学习森田疗法的各种研讨会，如雨后春笋，盛况空前，可谓形式多样、有声有色。

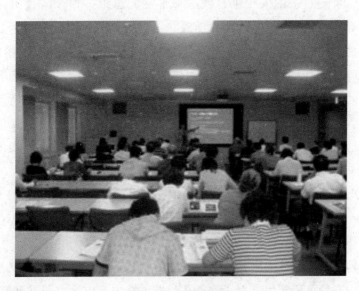

森田疗法研讨会现场

---

① 冈本财团：《精神通讯》第 17 号，1999 年 11 月。

森田疗法研讨会大致可分两类，一类是面向一般市民，另一类则是面向森田疗法专业人员。精神卫生冈本纪念财团这两类都主办，心理健康研讨会属前者，森田疗法研讨会属后者。举办时对象不同，研讨会的内容也有所不同。

精神卫生冈本纪念财团创立后的第二年，即 1989 年，开始举办"心理健康研讨会"，已有 20 年的历史。笔者认为，因为与森田疗法研讨会和冈本纪年财团的推介活动很有关系，所以在日本各地掀起了学习森田疗法的热潮。在此就森田疗法研讨会的特征、举办场所、日程等作以简洁的介绍：

A. 面向一般市民的研讨会

20 年前，精神卫生冈本纪念财团举办的"心理健康研讨会"，主要在大阪市的财团事务所实施，有时也在大阪市以外的关西地区举办。在其他城市举办，则以委托或作为后援形式完成，其中包括"市民公开讲座"、辅导研修讲座。

研讨会由财团主办、实施，可免费参加。该研讨会每两三个月举办一次。举办前通过媒体刊登广告，一般人均可报名参加，一次需三四个小时，人数视场地及当时情况综合考虑而定，每次大概 50—100 名。主题多是"森田疗法是什么样的精神疗法呢？"、"什么是神经症？"、"如何治疗神经症？"等。当然也顺便介绍一下财团的活动、森田疗法的各种基础知识以及最新动向。研讨会有互动时间，回答参加者的提问，也为因心理疾患而苦恼的人们介绍对症的治疗方法以及医疗机关。

这种研讨会还有一大特点，就是平常不易获得的答疑问题，此时可以直接请教专家、医师。他们会认真地解答，且为患者解决实际问题，并为今后的治疗提出切实可行的建议。参加者都认为是一般研讨会难以做到的。还有，近几年的森田疗法研讨会，反映出一些新动向，即全家出席；出现以往较少的疾病，如抑郁性神经症、惊恐障碍、各种心理障碍等。

森田疗法

在财团主办的心理健康研讨会上，有关森田疗法的基本知识则请精神科医生担任讲解，唱主角的多是克服了神经症并有亲身体验者，其中生活发见会的成员比较多，有时冈本常男理事长亲自出马，向研讨会的成员生动地讲述罹患、治疗胃肠神经病的全过程。每次互动时间，大概是因为同病相怜吧，大家交谈得不仅热烈，而且快活，不用说，效果也很好。心理健康研讨会的活动，截至 2008 年已举办一百多次，参加者累计近五千人。不容置疑，这一举措有益于神经症患者，同样也有利于推介森田疗法。

举办心理健康研讨会参考实例

项　　目	内　　容
举办时间	3 个月 1 次　周六或周日　下午
主　　题	忧郁、恐惧、强迫观念、治疗神经症的森田疗法
讲演内容	• 忧郁、恐惧障碍·神经症 黑木俊秀（肥前精神医疗中心—临床医疗部长） • 恐惧障碍·治疗忧郁症的森田疗法 中村敬（东京慈惠会医科大学教授） • 治疗强迫神经症的森田疗法 久保田干子（法政大学副教授） • 学习佛教悟精神卫生 冈本重庆（姬路短期大学名誉教授） • 现代人的烦恼与森田疗法 北西宪二（日本女子大学教授） • 为上班的企业员工谈精神卫生 池田宪久（池田精神医院院长）
会　　场	大阪产业创造馆、大阪市立综合学习中心
定员·费用	80—100 名·免费（当日请直接到会场）
主　　办	（财团法人）精神卫生冈本纪年财团

B. 面向专业人员的研讨会

面向专家的研讨会是以学习森田疗法为目的，参加者将在各自的工作岗位上实施、活用。换言之，此项研讨会系教育性质，是为了培养森田疗法专业人员而设立的。

（1）森田疗法研讨会

森田疗法研讨会分别在东京、大阪、福冈、札幌等各地区轮流实施，是面向专业人员的。参加人的资格主要是医师、心理疗法士、生活指导员、产业指导员、学校指导员、护士等。

1999 年，此研讨会在东京开始实施。2007 年在福冈、札幌两地增加实施。都已经培养出很多森田疗法专业人员。从 2008 年 9 月起，在关西地区也增加举办，全国各地几乎都在开展同类的森田疗法研讨会，从最北端的北海道至南部的九州、福冈等地都有举办。

各地的森田疗法研讨会是一个系统工程，已取得可喜成果。如东京的森田疗法研讨会，已完成入门班、理解班、建议班、超级建议班。参加者经过考核，可以取得日本森田疗法学会认定的医师、心理疗法士、指导员资格。

还有，各地举办森田疗法研讨会的时间、次数、费用有所不同，详情请咨询各地森田疗法研讨会事务局。森田疗法研讨会为方便路程远或时间难以调整而不能参加者，将提供现场录制的 DVD 教材，可以供其自学。

（2）岩手辅导研修讲座

岩手辅导研修讲座属于免费面向专业人员举办的森田疗法研讨会。于 1991 年首先在东京实施，到 1994 年，改由岩手大学举办。该讲座的特点是以教育者为对象，培养出来的专业人才对学生进行辅导。如更具体说，辅导员对中小学青少年施教，目的是使他们有上进心。该研修讲座是冈本财团的一个资助项目，其研修内容由入门班、初级班、中级班 3 阶段构成，参加者也可据自己的需要跳级。以下是举办此类研修班的一个实例：

森田疗法

专业人员研讨会内容

项　目	入门班（3 小时）
举办日	10 月 18 日（周六）·19 日（周日）
讲座内容	• 森田疗法及其基本思考方法 • 冈本财团介绍 　　冈本常男（财团会长） 　　冈本信夫（财团理事长） • 如何克服烦恼 　　横山博（产业指导员） • 森田疗法的概略 　　我妻则明（岩手大学教育学部教授） • 在学校中实施森田疗法 　　冈部初子（千叶县立柏高校保健员） • 森田疗法用于教育的可能性 　　森昭三（筑波大学名誉教授）
接受考核资格	医师、临床心理士、指导员、社会福利活动家、教育工作者等
会　场	岩手大学附属图书馆
费　用	免费（资料费 500 日元、约合人民币 350 元）
项　目	初级班（3 小时）
举办日	11 月 9 日（周日）·15 日（周六）·22 日（周六）·23 日（周日）
讲座内容	• 森田疗法及其基本的思考方法 • 森田疗法的适应症与治疗程序 • 门诊森田疗法的进行方式（1） 　　日记疗法 　　从比较精神疗法的见地观察 • 森田疗法的进行方式（2） 　　积极的指导 　　实际顺序、总结 • 指导面谈的方法 　　我妻则明（岩手大学教育学部教授）
接受考核资格	修完入门班者
会　场	岩手大学教育学部
费　用	免费

续表

项　目	中级班（3 小时）
举办日	12 月 7 日（周日）·2 月 11 日（周三）
讲座内容	• 病例探讨 　　久保田干子（法政大学副教授） • 病例探讨 　　立松一德（立松医院院长） • 病例探讨 　　我妻则明（岩手大学教育学部教授）
接受考核资格	修完初级班者
会　场	岩手县民情报交流中心
费　用	免费

（资料来源：冈本财团：《精神通讯》第 26 号，森田疗法研讨会特集（メンタルヘルツN026，森田療法セミナー特集），2007 年版。）

9.3.6　设奖项和基金促进推广

冈本常男理事长领导的财团，千方百计推介森田疗法，先后设立了三个奖项。设奖目的是彰显冠名者的功绩，同时对在森田疗法的研究、普及领域业绩卓著的个人与团体予以表扬，以鼓舞今后实施、研究森田疗法的人员。以下就各种奖项与基金略作介绍：

A. 森田正马奖

财团成立的第二年，即 1989 年，便设立了森田正马奖。森田正马是森田疗法的首创人，设立该奖项，是为了鼓励更多的人研究、使用、实施、推介森田疗法。第一个获得森田正马奖的是大原健士郎，他是浜松医科大学精神科的教授，对森田疗法一直进行研究、实施、普及、推介，而且是森田学派的积极分子。他兼任国际森田疗法学会主席、日本森田疗法学会理事长。他是森田正马第二代弟子。他毕业于森田正马嫡系弟子高良武久的门下，很有才华和活动能力，他著作等身，代表作有《心灵困境：焦虑与忧郁的解剖》、《日日是好

森田疗法

日——森田疗法是创造性体验疗法》、合编《高良武久著作集》（共七卷）、《森田疗法前往中国》等。

森田正马奖是很有影响的奖项，多是名人获得。大家所熟悉的，对森田疗法的推介作出巨大贡献的冈本常男理事长，也荣获过森田正马奖。

B. 高良武久奖

继森田正马奖之后又过 3 年，也就是 1992 年，财团增设立了高良武久奖。高良武久名誉教授德高望重，是森田正马的嫡系高足。那时，研究森田疗法的人没有出其右者，堪称权威、资深专家。他著述颇丰，如《森田疗法入门》、《神经质与性格学》、《人应如何生活——活用神经质的秘诀》等。他为实践森田疗法，于 1940 年创建"高良兴生院"，将治疗与研究相结合，成果卓著。弟子们将其深邃研究与著述编辑在《高良武久著作集》中。高良武久名誉教授对森田疗法的研究颇有建树，给后人以很大启迪。正因如此，他成为颇受界内人士崇敬的学者。他之所以如此深入研究和热心推介森田疗法，与其痛苦的神经质经历不无关系。

高良武久在上中学时，就已出现神经症的征兆。升入高中时，因自己对所住学生宿舍不适应，出现焦躁不安。于是他开始探索生活的意义，到处搜寻各种精神类书籍，以便通过阅读得以治疗。另外，他为了锻炼自己的意志和胆量，有时深夜独自一人到山中漫步或故意苦其心志，后来，他每每回忆起来都觉得十分愚蠢、可笑。当时，他经常出现头重、疲劳、不清醒的症状，而且伴有失眠症、社交恐怖、孤独感等。总而言之，因为被这些症状纠缠不休而苦恼。为此，高良武久一直在苦苦思索一个根本性问题："人应该怎样生活？"

高良武久的心情总是处于波动不安的状态，所以渴望得到平静顺遂的心境。然而，越是渴望则越适得其反，结果精神状态越发恶化。后来，高良武久才知道，自己是深陷于森田正马教授所说的"内心冲突"之中。

在其内心苦斗的过程中，总算熬到了大学高年级。这时，高良武久对人生是怎么一回事儿，以及自我与环境的关系等有了进一步的认识，觉悟到要"顺应自然，为所当为"地生活，这样心情逐渐变得畅快，生活产生了自信。当他翻阅那时自己的日记时，认识到"顺应自然，为所当为"可以使内心冲突得到缓解，可能从痛苦、不安及烦闷中解脱出来。

后来他深知自己是为了追求更好的生活而产生的不安情绪，这对人的生存具有重要意义，是正常的心理活动。如果企图消除它，强行不仅达不到目的，反而会增加多重苦恼。

当时的学术界，了解森田疗法的人还不多，直到高良武久专攻精神医学时，才知道了森田神经症学，得知森田疗法的"顺应自然，为所当为"是极为重要的原理。由于自身有过深切的体会，很容易接受、理解森田疗法，当时激动的心境是永远也不会忘却的。

1929 年，高良武久拜森田正马为师，并将森田学说和神经质症的治疗作为毕生的使命。也正因上述缘由，高良武久在使用森田疗法教学、研究、治病等方面才获得出类拔萃的业绩，冠以他大名的奖项才更有意义。毋庸置疑，它也标志着获奖者的极大殊荣。

上述两项大奖设置以后，至今已有数十人获得。很多获奖者都表示这是对他们从事森田疗法工作的极大鼓励。大奖的设置与颁发无疑促进了森田疗法的推广和普及，达到了设奖的预期目的。

C. 在中国设立的冈本奖与基金

如读者所知，森田疗法与中国文化有很深的渊源，加之冈本财团在中国的大力推介，中国患者又有需要，所以森田疗法便快速在中国传播、应用开来。

冈本常男理事长见此情况，提议他个人出资设立"冈本心理卫生奖"。1993 年 10 月，"冈本心理卫生奖"正式设立。翌年末，第一次"冈本心理卫生奖"授奖仪式在上海精神卫生中心举行，评选出

12 名获奖得主。这一奖项一直实施到 2000 年，上海精神卫生中心肖泽萍所长也曾是一位获奖者。不用说，这一做法，有利于森田疗法在中国的推广。

为支持培养中国年轻人成为森田疗法医师，在 1997 年 6 月，由冈本常男理事长个人出资予以支持，经中国卫生部批准正式设立了"中国森田疗法发展基金"。设奖项与基金说明冈本常男理事长在中国普及、推介森田疗法的决心，笔者认为是惠及中国人健康的有意义的活动。

由于"冈本心理卫生奖"和"中国森田疗法发展基金"的设立，中日双方便联合森田心理研究所等机构，成立了应用森田疗法专门委员会，其主要成员有冈本常男理事长、夫人佳子、冈本信夫理事、松田申助事务局长，中国方面有中国心理卫生协会温泉润秘书长、崔玉华与胡新进教授等。该会于 1997 年 6 月召开了专门委员会第一次运营会议，讨论决定基金的使用宗旨是：促进森田疗法在中国的发展，调查、统计、研究森田疗法在中国普及、实施的情况。

基金成立以后所做的第一件事，就是资助北京师范大学以纪宏教授为首的调查项目。题目为"大学生的心理素质状况及森田疗法的应用"。该调查组选择刚入校的 1378 名新生，以问卷形式了解其心理素质、心理障碍程度等问题。调查组经过资料整理，及时写出了调查报告。通过这次调查，得知不少青年大学生存在各种心理疾患，如抑郁、焦虑、强迫症、人际关系敏感、睡眠障碍、自杀念头等。中途休学者心理疾患原因超过了以往的肢体疾病。调查结果已报告提交政府作为决策参考。

此外，尚有通过媒体宣传森田疗法的重要项目，由首都医科大学主办。该校联合电视、广播机构，拍摄"顺应自然的生活"纪录电影片，面向学生播放，反响很好。该电影片在北京荣获大学优秀教学电影奖。另外，北京电视台、广播台联袂全国各大城市媒体，把森田疗法作成精神健康的定期节目播放，起到了普及森田疗法基础知识的作用。

9.3.7 资助学术会议及实施机构

A. 资助学术会议

资助有关森田疗法的学术会议也是冈本纪念财团的一项重要事业。每次举办重大的学术会议，冈本纪念财团一般都支援200—300万日元。

1983年11月，由一群认同、实施、研究森田疗法的学者发起，成立了日本森田疗法学会，初任理事长为森田正马嫡系弟子高良武久名誉教授。该会的重要课题之一，就是在日本广泛推广森田疗法，并将之推向世界各国，但苦于经费不足，一直难以如愿以偿。

待到1988年，大原健士郎教授继恩师高良武久名誉教授之后，接任日本森田疗法学会理事长。当年适逢精神卫生冈本纪念财团创立，大原健士郎理事长及时抓住这一机遇，主动与财团理事长冈本常男商议，并说明日本森田疗法学会的理念，提出尽快将森田疗法推向日本乃至国际社会，建议择时通力合作，举办第一届国际日本森田疗法学会。

财团的冈本常男理事长与日本森田疗法学会大原健士郎理事长因为夙愿相同，都想到举办国际学术研讨会，把森田疗法推向世界，所以一拍即合。经过双方积极而细致的筹措，于1990年4月20—21日，在日本浜松市名铁饭店，隆重召开了第一届森田疗法国际学术研讨会，参加者除日本学者外，还有来自国外中国、美国、加拿大、德国、瑞典、瑞士、韩国等十个国家的学者，是名副其实的国际学术会议。与会者达二百多人，其中从美国来的20位森田疗法指导医生，都是集体寄宿培养出来的专业人员。参加者中也不乏名人学者，如森田正马弟子高良武久名誉教授、原东京大学土屋健郎教授、主办方的大原健士郎教授。他们分别作了特别讲演，都非常精彩。此外，尚有24名专家学者各自报告了研究论文，其中12位外国学者在会上讲述了用森田疗法治疗神经症经验、体会及研究结果。因为此次会议的宗旨是向国际社会普及森田疗法，所以在此简介一下外国学者报告的情况。

中国学者康成俊大夫的讲演题目是"运用森田疗法治疗神经症"，他对120个治疗病例进行分析总结，主要讲述了中国患者接受森田疗法治疗的效果，因对实施过程有仔细说明，与会者很感兴趣。加拿大的石山一舟教授的报告题目是"用森田疗法治愈社交焦虑"；瑞典的学者讲演了"弗洛伊德与森田正马"；美国的大卫·雷诺兹教授讲述的是对20位心理障碍者实施森田疗法的效果。与会者对国内外学者的报告反响很好。

待学者们的讲演都进行完毕以后，大家围绕森田疗法展开了热烈的讨论，大多数学者认为森田疗法适应于东西方各国，但是也有学者提出，因为欧美文化与日本文化之间存在差异，对森田疗法的"顺应自然"的哲学意思，难以理解。与会者对森田疗法在中国取得的可喜成果都深感欣慰，甚至有的学者认为由于森田疗法与东方文化有着深厚渊源，所以在中国普及与推广定会大有前途。也就是在那个会上，康成俊医师给冈本常男理事长留下了很好的印象，当即邀请康成俊大夫赴日本留学一年，专修森田疗法。总之，大家认为这样的学术会议是非常有意义的，各自均得到不少收获。

冈本常男理事长不仅经常在学术会议上演讲，还多次亲自率领日本森田疗法代表团赴海外访问，利用各种机会，以生动而有说服力的自身体会，在世界各地开展森田疗法推广活动，尤其是在那些对森田疗法还不甚了解的地方，以实际行动为推广森田疗法而奔走、呼号，此举值得称道。

B. 支持"生存意义疗法"

冈本常男纪念财团不仅用设立奖项和基金资助实施森田疗法的个人与团体，还采取多种手段对森田疗法的应用与推广予以资助、支持，以下介绍对实践"生存意义疗法"的支持、鼓励。

昴星医院的伊丹仁朗院长，活用森田疗法，实践于"生存意疗法"（生きがい療法）中。换言之，就是应用森田疗法与癌症等疑难疾病作斗争，取得了惊人的效果。在 2007 年 2 月的第 101 次心理健康讨论会上，主讲人就是伊丹仁朗院长。他的讲演题目是："在精神肿瘤学中试用森田疗法"，这的确是令人关注的研究课题。

在告知与不告知患者所患癌症的问题上，医学界已议论多年，此类问题也曾困扰过伊丹仁朗院长。其实不告知或延缓告知，对癌症以及其他各种危重疾病的患者，不安与死亡恐怖是难以回避的。问题的关键是如何消除患者的心理危机。为此，从 1980 年起，伊丹仁朗院长就一直在探索、尝试解决的方法，特别是对癌症患者的心理危机，他千方百计尽力为病人解脱，当然其中有成功也有过失败。

邂逅森田疗法后，伊丹仁朗院长便试着告知患者病情，积极运用森田疗法为患者解除恐怖与痛苦。譬如，有一位罹患直肠癌的主妇，当她知道自己患有癌症后，因为死亡恐怖而惊吓得发抖，于是出现强迫性障碍。伊丹仁朗院长就用森田疗法开导她，让她与不安同在，坚持做应该做的事情，效果很好。

这样，伊丹仁朗院长增强了信心，进一步为更多的疾病患者实施森田心理疗法。在这当中他摸索出不少经验，并将其总结成五条指南：

（1）自己要把自己当作主治医生，主动面对疾病和困难。

（2）今日的目标今日定。

（3）有益于他人的事积极去做。

（4）不去理睬不安、恐怖，把眼前的事情尽力干好。

（5）视死亡为自然现象，尽力做好切实可行的建设性准备。

如果能做到以上五条，就会感到自己生存的意义，产生"活着"的愿望，而且在人们有成就感时，大脑会分泌一种"神经递质（ドーパミン）"。伊丹仁朗院长称他的这种治疗方法为"生存意义疗法"。让患者知道人的死亡是自然规律，对死亡有恐怖感也是人之常情，是不以人的意志为转移的。患者要与不安和恐怖同在，每天努力去做应该做的事情，即森田疗法的"为所当为"。如果建设性行动跟得上，不安与恐怖就会后退。伊丹仁朗院长看到有效，便毅然决定更上一层楼，建立了"生存意义疗法实践会"，组织与癌症作斗争的患者自愿报名去攀登富士山，去观看北极圈极光等挑战性活动，使患者获得快活，产生活下去的信心。

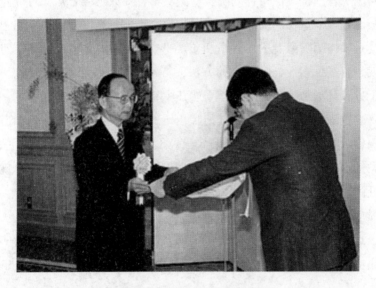

日本厚生省政府给冈本常男授奖

上述活动中也有外国患者参加，可以说伊丹仁朗院长使森田疗法超越了国界。他还把森田疗法应用在临终关怀等领域，使患者安详地离开人世，也收到不错的疗效。说实话，伊丹仁朗院长这样做，就是忠实地实践着森田疗法的精髓"顺应自然"，当然这种"生存意义疗法"，也是活用了森田疗法，扩大了森田疗法的医疗范围。由于伊丹仁朗院长的出色实践与业绩，曾荣膺第十七届森田正马奖。不言而喻，对这样的医疗活动，冈本财团是积极支持的。

日本政府得知冈本常男为国内外人民的健康，努力推介森田疗法，为表彰他所作的贡献，便主动授予他保健文化奖。

10

森田疗法在中国

如今，随便打开中国的任何一个网址，只要输入森田疗法，或者与森田疗法相关的关键词，甚至实施其疗法的人士、医院、书籍的名字，就可看到不少有关森田疗法的信息，可谓让读者目不暇接。这种情况说明日本的森田疗法业已西传中国，并进入中国人的医疗保健生活当中，同时证明以冈本常男为首的纪念财团及其支持者在中国的推介已获得不少业绩。本章就集中撰写森田疗法西传中国的经过，以及在中国的推介、开展、研究、疗效等情况。

10.1　森田疗法西传中国的经过

10.1.1　把森田疗法传播到中国的第一人

1940 年 5 月 21 日上午，宇佐玄雄以医学博士身份，在中国上海，通过大东放送局，举行广播讲演。讲演的题目是"随顺人生——神经衰弱与强迫观念的医治"。他的讲演共用 45 分钟，其主要内容，一言以蔽之，讲解了恩师森田正马的治疗理念和治疗方法。虽然当时讲演是面向在上海租界中的日本人，但是中国人也可以收听。这是森田疗法在中国大地的初次亮相。

神经衰弱的说法，是由美国的格·姆·比尔德大夫于 19 世纪末首先提出来的。直至 20 世纪中叶，在精神医学界，神经衰弱的说法依然很盛行，所以宇佐玄雄一开始就说："神经衰弱不是一种特殊的疾病，谁都有可能罹患。由于心情不佳引发自己感觉有病，它只不过是因为想得过多而越来越痛苦的一种表现。"接着他又解释说："所谓神经衰弱，既不是神经的衰弱，也不是大脑的疲惫，更不是其他器质性障碍，可以说它是神经质。"

关于神经质与神经症，新精神分析学家 K. D. 霍妮认为，神经质就是对他人神经过敏的态度，神经症是在神经质性格基础上产生的。森田正马将神经症称为神经质，一般是用来描述性格倾向的。神经质与神经症二者都是非功能性精神障碍，所以一些人把两者等同看待。二者有共同致病因素，主要是心因性障碍、人格因素、心理社会等。神经质亦称神经质症，神经症实际是一种非器质性心理障碍。

宇佐玄雄又谈道："森田教授说人们惯用的神经衰弱的名称不合适，他提倡改为神经质，这就确立了一种新学说。"

然后宇佐玄雄讲到易患神经质人的性格特点、症状表现、医治方法及如何结合禅学思想予以治疗等，几乎都来自森田正马的医学理念。

实际而言，宇佐玄雄通过讲演，忠实地宣传了森田疗法。因为他用森田正马的方法治疗心理障碍已经有十余年，加之宇佐玄雄是森田正马的高徒，他到处宣讲森田疗法可谓顺理成章。

10.1.2　森田疗法西传中国的第二人

森田疗法西传中国的第二人，是东京慈惠会医科大学精神科的高良武久教授。他也是森田正马的得意门生，森田疗法的资深权威学者。他夫人高良富，是日本的参议员，很早就与中国保持着友好交往的关系，她曾是周恩来总理请到中国的第一批日本客人之一。高良武久教授由夫人斡旋，当然也因为他本人深谙森田疗法，于1957年10月，应中华医学会邀请访华，曾在北京、上海做了两次森田疗法的学术讲演，同时参观了上海精神卫生中心，并把带来的有关森田疗法书籍赠送了该中心。可是当时中国正开展反右斗争，不少知识分子被打成右派，自身难保，当然无心关注森田疗法。再加上那时心理医学在中国尚属不被广泛认可的学科，再好的海外疗法也没有吸纳的土壤和气氛。有鉴于此，高良武久教授讲演后，森田疗法没能在中国传播开来。

在那个时代，因为中国很看重意识形态，所以什么都向社会主义国家苏联学习，来自资本主义国家的东西一般还不予理睬。

从1966年夏起，长达10年的无产阶级"文化大革命"，因为否定一切的思想泛滥，对心理治疗的实施曾遭到反对，因而在心理治疗领域，训练有素与拥有临床经验的医务人员明显减少。那时再好的外国文化也无人敢于问津，更不用说接纳，所以，高良武久教授期盼传播森田疗法的美好愿望，也便无果而终。①

10.1.3 第一个介绍并实施森田疗法的中国人

1981年，北京首钢总医院的主任医师、心理卫生协会心理咨询与治疗学术委员会副主任委员钟友彬，在《国外医学·精神科分册》上发表了《森田学说》的论文，综合性地介绍了森田疗法，这是中国人首次通过国内杂志介绍森田疗法。尽管这篇文章没有引起国人的很大反响，但他毕竟是第一个传播森田疗法的中国人。

1987年，钟友彬医师在资料匮乏的情况下，一边研究，一边在所属医院实施森田疗法，精神可嘉，值得写入中国森田疗法的史册。

钟友彬医师是位勤奋、做学问非常扎实的大夫。他擅长神经症的心理治疗。先后发表论文63篇，其中代表性论文为《神经衰弱病人对心因的否认》、《精神症状病人心理分析》等；出版著作11部，代表作为《中国心理分析》、《心理与疾病》等。

10.1.4 森田疗法西传中国的架桥人

日本森田疗法到中国推介、交流、实施，冈本财团对中国的资助、邀请相关人员访日以及日本有关团体的访华等，不能不提一位重

---

① 岸见勇美：《开拓命运的人——投身森田疗法普及的冈本常男及其支持者》，文艺社2008年版，第20页。

要人物，他就是中国心理卫生协会理事、中国森田疗法应用专业委员会秘书长温泉润。很多工作是温泉润先生一手抓、亲自做的，堪称森田疗法西传中国的架桥人。

人如其名，温泉润先生性格非常温和，言谈举止和蔼可亲，对森田疗法在中国的开展甚为热忱。他在中日两国的精神学、心理学的交流中，起到了铺路架桥的作用。

他积极在中国介绍、推广森田疗法，工作之余，笔耕不辍，曾撰写过不少这方面的文章，特别是森田疗法在中国的传播、实施、疗效等基本概况的调查总括，具有权威性、资料性，颇受读者欢迎。他撰写的《森田疗法在中国》不仅为中国专家学者提供了基础知识，也很被日本森田学派人士看重，曾被译为日文刊登在日本冈本财团主办的《精神通讯》第 15 号上。

10.2　积极引进森田疗法的康成俊大夫

继钟友彬医师介绍森田疗法并试用其疗法治病以后 4 年，也就是到了 1985 年，受钟友彬大夫的影响，中国出现了一个使命感很强，一直想把森田疗法引进中国，并对其进行研究、实施的普通精神科医生，他就是康成俊大夫。以下谈谈他与森田疗法的缘分及其个人故事，会有利于我们了解森田疗法及其引进中国的路径。

10.2.1　自身神经症性格

康大夫生于 1949 年，早年毕业于家乡山东省淄博卫生学校，他曾经做过外科医生，但在长期的医疗实践中，他深切地感到与身体疾患相较，精神烦恼更难以治愈。为此，他刻苦学习，改行在博山白塔医院担任了精神科大夫。

康成俊大夫之所以潜心精神科的工作，还有一个很重要的原因，那就是他罹患过神经症，有亲身体会。康成俊大夫是这样叙说的：

"父亲是木匠，对我要求相当严格。母亲料理家务，勤劳善良，对我呵护备至。我兄妹六人，我是长子。祖母信仰佛教，非常虔诚，经常带着幼小的我到当地寺庙里去烧香拜佛，同时也让我向佛像跪拜磕头。童年时代的我，天真活泼，只知服从，不假思索，但却在心目中留下了人需要敬佛的深刻印象。我当时相信世界上是有神鬼存在的，所以即使白天经过墓地，也会紧张、恐怖。

在我13岁上初中时，偶尔走到佛像前，脑海里不由自主地产生不敬的念头，虽然只是一闪念，也知道不是自己的本意，然而心情突然紧张起来，认为自己绝对不会对神不敬。越是这样想，就越会有不敬的念头产生，感到非常焦虑。为此，不敢再从寺庙前走过，唯恐出现上述现象。后来才知道这是强迫观念，也叫'渎神恐怖'。这就是森田正马所说的'精神拮抗作用'造成的。

我在校时学习成绩优秀，数学、物理、化学的成绩尤其突出，大人们都认为我是个老实懂事的孩子。由于有了以上的烦恼，我感到很困惑，心里闷闷不乐。初中毕业后，我以优异的成绩考入山东淄博卫生学校医师班。入学后，努力学习解剖学、生理学等基础课程，了解人体的结构和功能。尤其对当时苏联巴甫洛夫高级神经活动学说感兴趣，知道人的精神活动的本质是神经反射，没有什么灵魂的存在。

我爱读哲学类书籍，在不断学习医学和哲学的过程中，渐渐懂得世界上既没有神，也没有鬼，唯一存在的是物质世界。从此茅塞顿开，如释重负，渎神恐怖的强迫观念也就消失了。

我爱好音乐，喜欢拉二胡，感到欣赏音乐是人生最纯洁的享受。优美的音乐陶冶了我的性情，改善了我的情绪。

我在卫生学校读了五年书，21岁毕业，被分配到偏僻的农村医院工作。第一次出诊，遇到一位因患脑溢血而偏瘫的老太太，她家里很贫寒，儿子非常着急。为了让她少花钱，我就主动到她家为其进行针灸治疗，3个多月过后，病人终于能起床行走啦。她的康复使我备受鼓舞，体会到成就感。

后来我又从事外科医疗工作，我的老师是当地有名的外科医师，在他的关心、教导下，我很快就能独立完成外科手术了。对每一个病人，每一次手术，我都认真对待。手术前我会全面而细心地为病人查体；对于手术中可能出现的问题，我都一一查阅资料；手术中操作认真，一丝不苟。因此，我做的手术都比较成功，未曾出现过医疗事故。但是，我做完手术后，时常过于担心手术是否成功，在尚未明了之前，反复回忆手术中是否有差错，同时伴随着不安。这种强迫性反思回忆，使我感到痛苦。患者及其家人评价我是一名认真负责的医生，然而他们却不知道我有这种苦恼。直到得知手术成功，我才能释念、放心。这也是一种神经质性格的表现。我过分谨慎，过分追求精确，过分追求完美，甚至可以说患有'道德强迫症'。

由于多虑的神经质性格，夜晚经常入睡困难，心里着急，强迫自己赶快入睡，结果是越着急越睡不着。还容易出现强迫性思维，一念未息，又起一念，杂念丛生，欲罢不能，当然影响入眠。于是，我就采取默读数字，从 1 数到 100，然后再倒回来数，可是都不起作用。尔后又采取体育锻炼来改善睡眠，有些效果，但无根本改善。"

10.2.2 康成俊大夫邂逅森田疗法

康大夫接着侃侃而谈："1980 年，我调动工作到城郊的一所医院工作，目的是能让孩子在学习环境较好的城市学校读书。我到这所医院以后，被提升为分管医疗的副院长。该医院距离设备好的市立医院很近，我院不必要做外科手术，我就改行到了精神科大夫。在阅读精神学杂志时，看到钟友彬老师那篇'森田学说'的文章，我对森田疗法产生了兴趣，而且该疗法原理很符合我自身的神经质症状。其'顺应自然'的基本原则，对我似有心有灵犀一点通之感，有说不出的高兴。

当时，中国的精神医学和基础心理治疗还相当落后。强烈的职业责任感和社会使命感使我想潜心钻研森田疗法。于是，到处查询有关森田疗法的资料，当时在中国，很难找到有关森田疗法的文献资料。

为了尽快能查阅日文书刊，我决定学习日语。我先把日语文法学通，然后带着辞典阅读日语文献。医学日语汉字较多，为查阅带来不少方便。我在日本《临床精神医学》杂志上，找到了日本浜松医科大学大原健士郎教授的文章，题为《森田疗法的创立与现状》。阅读后很受启发。于是，我产生实施森田疗法在门诊治疗神经症的想法。"

10.2.3 试用森田疗法治病

康大夫饶有兴味地继续说道："通过学习森田疗法，我知道了'顺应自然，为所当为'是森田疗法的精髓。从此，我试用其疗法首先医治自己的失眠症，见到了疗效。我经常在病房值夜班，夜间多次起床照看病人，处理完毕后，再去卧床难以入睡，而运用森田疗法后，逐渐变得能立即入睡，不再失眠。效果好得出乎意料，这使我对森田疗法产生了信心。

自此以后，我就结合多年的临床实践，开始试用森田疗法在门诊治疗神经症患者，治疗效果很好。治疗到 20 个病例以后，自己有了一些体会，就撰写了《运用森田原理治疗神经症》的文章，并于1985 年 11 月在由中国心理学会主办的医学心理学第四届学术年会会刊上发表。后来，我有机会拜访了北京首钢医院钟友彬老师，他虽年迈多病，但笔耕不辍，正在赶写《中国精神分析》一书，唯恐有生之年不能完成该书，所以忙得不可开交，但他还是热情接待了我，鼓励我研究、实施森田疗法。钟老师使我坚定了在中国普及、推广森田疗法的决心。于是我就鼓起勇气，写信给日本大原健士郎教授直接联系，同时寄去了我的论文，请其斧正。

大原健士郎教授收到我的信和论文后，非常高兴，立即向时任日本森田疗法学会理事长高良武久教授报告，说中国也有人在实施森田疗法。高良武久教授得知此消息后，也高兴不已，立即写信与我，并希望我能为森田疗法在国际上普及作出更多的贡献。他还寄来自己的代表作《森田心理疗法实践》一书。大原健士郎教授也有复信，同时寄来他的大作《森田疗法的理论与实际》。大原健士郎教授还将我的论文全部译成日语，以《中国的森田疗法报告》为题，刊登在1986 年第 5 期的《时代医学》上，那是日本朝日新闻社发行的杂志。在拙文之前，大原健士郎教授撰写了按语：'康先生仅仅阅读森田疗法的文献，就直接实施森田疗法，并取得了很好的疗效，使我不禁感到惊叹和钦佩。看到森田疗法也很适用于中国患者，感到由衷的高兴。'

1988 年，天津医科大学的李振涛大夫在《中国心理卫生杂志》上，发表了名为《住院森田疗法治疗神经症》的文章。类似这些文章在学术刊物上陆续发表，引起中国临床医师对森田疗法的兴趣，并逐步加深了认识。

我收到高良武久教授所著《森田心理疗法实践》后，开始认真阅读，感到它是雅俗共赏的好书，应该尽快翻译成中文出版，向国人介绍森田疗法。于是，我不揣浅陋，开始借助工具书翻译此书。真可谓蚂蚁啃骨头，用了一年多时间才译出初稿。心里总感到不踏实，就请当地日语比较好的商斌先生给予校对。译完以后，出版遇到了困难，因为当时在中国出版这类书籍还很陌生，需译者自负出版费用，我只好暂且搁置。"

10.2.4　结识冈本常男理事长

1988 年秋，企业家冈本常男正在筹建财团，目的是有计划地在国内外推广森田疗法。就在这时，大原健士郎教授送给他一篇文章，即康成俊大夫撰写的《中国的森田疗法报告》，他阅读后分外高兴。有鉴于此，冈本常男决定邀请康大夫偕翻译商斌赴日本访问，并参加精神卫生冈本纪念财团的成立大会。那次访日，他们见到了很多实施、推介森田疗法的人，充满故事性，还是听听康大夫谈谈他结识冈本常男理事长的始末吧：

"那年 8 月，我与商斌带着翻译好的《森田心理疗法实践》一书的中文稿，满怀学习森田疗法的心情，前往日本西部商城大阪市。在日本访问期间，受到冈本常男先生的热情款待。在财团成立的大会上，见到了大原健士郎教授和日本生活发现会长谷川洋三会长。在交谈中，我拿出书稿请他们一阅。他们非常高兴，并不约而同地都想到首先在中国推广森田疗法，据说这也是森田正马博士生前的愿望。志同道合的中日朋友聚集在一起，谈得很是投机。冈本常男先生说，译稿出版若有困难他可做后援，并嘱咐我，回国后尽快与最好的出版社联系。

在日本期间，冈本常男先生还安排我们到东京参观访问。为让我们了解住院森田疗法的情况，日程里有参观'高良兴生院'，院长就是德高望重的高良武久教授，我们顺便拜会了他；我们还参观了长谷川洋三先生开展的生活发现会，有机会详细调研了神经症患者自助治疗的概况。我在会上介绍了中国森田疗法开展的现状。生活发现会的会员热情好客，与我们进行了长时间的交流。我们看到森田疗法在日本已得到广泛的认可和普及，可以说已形成学习森田疗法理论的运动，该疗法对日本人民的精神健康作出了巨大的贡献。我估计森田疗法对中国人民也肯定会有帮助。森田正马博士曾说过，对他的疗法理解好的人，单靠阅读他的书或论文就可起到治疗作用。实践证明，确实如此。

深入研究过森田疗法的青木薫久先生，经过调查证实，在日本有80%被神经症所苦恼的人，只是阅读森田疗法的相关著述，就可进行自我治疗。这一调查使我意识到在中国尽快出版森田疗法相关书籍的意义重大。因为当时中国已有11亿人口，其中为神经症而苦恼的人是相当多的。有关机构曾对北京16所大学进行过因病辍学情况的调查，得知1982年前辍学的主要原因为传染性疾病，1982年以后，已变为精神疾病。其中324名是因精神疾病辍学的，而神经症竟然占74.38%。这项调查表明，神经症已成为当时大学生辍学的主要原因。那时中国心理医生奇缺。据统计，从1949年到1996年中国发表有关精神卫生方面的文章，总共才有195篇。由此可知中国精神学科的落后状况。

森田疗法

枯木逢春，森田疗法是治疗神经症的最佳心理疗法，而且简便可行，当然会受中国人的青睐。为此，我想让中国因神经症而苦恼的人尽快得到解脱，出版森田疗法的相关书籍就显得十分迫切、急需。出于此念，又有冈本常男理事长承诺的出版资助，回国后我便迅速与人民卫生出版社联系，进展顺利，该出版社表示尽快出版我们翻译的那部书。

1989 年 11 月，中译本《森田心理疗法实践》在中国终于问世。冈本常男先生得知以后，十分高兴，决定率领森田疗法访华团前来访问，参加该书的出版纪念仪式。

为实现冈本常男先生率团访华的愿望，我意识到找一个合适的接待单位至关重要。于是我与出版社姚冰先生商议，决定去拜访中国心理卫生协会。因为这实在是件大好事，该协会很快予以答复，同意邀请冈本常男先生一行访华。"

从康成俊大夫的谈话，可知他一直在为森田疗法引进中国而努力，而且他身体力行，对森田疗法进行研究、实施，惠及中国人民，难能可贵。

在 20 世纪 80 年代，中国对于心理疾病的认识和理解还是非常肤浅的，不少人甚至存有偏见。以教育界为例，那时在中国，仅仅有 30% 的学校设有心理咨询机构。可是在国外，几乎每所学校均有设立，而且平均每千名大学生就有一位在职心理咨询医生，相比之下中国相去甚远，急需改善。

10.3　日本森田疗法学会代表团访华

由于改革开放的步伐日益加快，中国吸纳域外文化的氛围日见浓厚。尽管在此之前有过森田疗法的西传，但是该疗法在中国的真正开展，始于 20 世纪 90 年代。众所周知，除中国有需要外，这与精神卫生冈本纪念财团的经济资助及日本森田疗法学会代表团访华的宣传、推介是分不开的。

10.3.1 森田疗法学会代表团到访中国

1990年4月7日，冈本常男理事长率领日本森田疗法学会代表团抵达北京，团中不乏森田疗法名人和实力派人物，如日本森田疗法学会理事长、浜松医科大学大原健士郎教授，生活发见会长谷川洋三会长等森田学派专家、学者，以及受惠于森田疗法的患者代表，还有财团的松田伸助专务理事、杨诚光顾问等。其中还有一位资深全科医师，系日中友好人士，名为宫崎千代女士。代表团一行共19人。

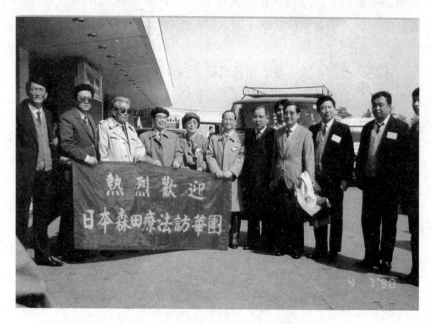

日本森田疗法学会代表团抵达北京

当然，中方出面接待的人员，阵营也不逊色。他们都想尽快把森田疗法引进中国。他们多是中国心理卫生协会的发起人，如时任理事长陈学诗。他德高望重，待人和蔼可亲，是中国心理卫生事业的热情开拓者，曾担任过毛泽东主席的主治医生，"文化大革命"时被打成反革命，并遭受监牢之苦，是一位经历坎坷但奋斗不息的名医。温泉润秘书长是位温文尔雅的心理卫生事业的实干家，而且非常热心。接待人员中还有应邀赴日进修过的康成俊大夫，北京大学日本研究中心学者、贾蕙萱秘书长及人民卫生出版社董锦国社长等。

当晚，日本森田疗法学会代表团在北京长富宫饭店举行记者招待会，向东道主和各界媒体说明来意，并介绍森田疗法。参加招待会的，除接待人员外，主要有中国心理卫生杂志社、人民日报、光明日报、北京日报、健康报、中国科技报、中央电视台、中央人民广播电台等多家媒体。此外尚有准备实施森田疗法的医务工作者及研究学者，第一个介绍森田疗法的中国人钟友彬主任医师也高兴地出席了招待会。

在招待会上，冈本常男团长致辞，并简单扼要地谈到自己受惠于森田疗法的亲身体会；长谷川洋三会长以其高超的讲演技艺，生动地阐述了访华目的。大原健士郎教授也讲了话，并回答了记者的提问。参加者都带着浓厚的兴趣聆听，认为给中国精神卫生领域带来了新的疗法、新的气息，大家感到很有收获，各家媒体均做了较详细的报道。

10.3.2　学术讲座与出版纪念会

4月8日，在北京西部的首都体育馆内，举行森田疗法学术讲座与《森田心理疗法实践》一书的出版纪念会。出席者多达150余人，有的来自山东省、天津市，会场座无虚席，期间还有闻讯而来的，只好不断加座迎接。可见中国人对森田疗法怀有很大的兴趣，寄予很高的希望。高良武久的大作《森田心理疗法实践》一书的中译版，得到冈本财团的资助。该书由康成俊、商斌翻译，由人民卫生出版社出版发行。此次，出版社借花献佛，利用资助方代表来访之机，举办出版纪念会，向日本友人及中国相关人士赠书致谢，颇受与会者欢迎。

中方致辞以后，冈本常男团长致答辞。出版纪念仪式结束以后，接着进入议程的第二部分，即"森田疗法学术讲座"。首先做主题报告的是大原健士郎教授，报告的题目是："森田正马其人及业绩——森田疗法的原理"。他深入浅出地介绍了森田疗法的一些基本知识和治疗特点。

接下来，是冈本常男团长的讲演，题目为"我的神经症体会"。主要讲到他罹患胃肠神经症的痛苦经历，邂逅森田疗法后，久病回春，性格、人生都发生了巨变，迎来幸福生活。冈本常男为感谢森田疗法救命之恩，决计投入经营企业时获得的私人钱财，建立精神卫生冈本纪念财团，用于在日本国内外推介森田疗法。他的讲演生动活泼，且有实际内容，使会场气氛变得活跃。其间有人提问："森田疗法的治疗原理'顺应自然'与中国老庄思想的'道法自然'是否有关?"冈本先生高兴地说："两者有缘，森田疗法的故乡就在中国。"全场氛围热烈。访华团中生活发见会的代表们也向与会者报告了以自助形式使用森田疗法治疗神经症的情景、体会、经验等。听众对森田疗法越来越感兴趣，甚至感到切实可行，希望一试其疗效。

10.3.3 访华团到北京大学交流

4月9日，日本森田疗法学会一行访问北京大学，受到罗豪才副校长为首的师生们热情接待。这背后也有一段小插曲。从中可以体会到冈本常男推介森田疗法的良苦用心和丰富智慧。

访华团中有一位自营业医师宫崎千代女士，与中国有着多年交往，她丈夫名叫宫崎世民。其叔叔宫崎滔天曾经多方支持过孙中山的革命活动。因为有着这种历史友好关系，宫崎世民非常喜欢中国。曾担任日本中国友好协会理事长17个春秋。宫崎千代医师曾多次跟随丈夫访华，早已成为友好人士，被中国领导人称为老朋友、好朋友。他们夫妇访华一般是中国日本友好协会邀请，那个时期，贾蕙萱正好在该协会担任友好交流部长，曾多次陪同他们夫妇在华访问，建立了深厚的友谊。后来贾蕙萱调回母校北京大学，与志同道合者共建日本研究中心，并担任秘书长，从事对日研究工作。

森田疗法

就在该访华团来北京前，宫崎千代医师致函贾蕙萱秘书长，并随信寄来冈本常男理事长著作——《克服自我的生活态度》。信中谈到森田疗法以及冈本常男理事长与其渊源，说他网罗了不少重量级森田疗法专家准备访华，非常希望在中国推广森田疗法，特别希望访问北京大学与其建立交流关系，支持研究、实施森田疗法，贾蕙萱立即将此事报告了校领导。外事处、日本研究中心、校医院及心理系各位老师都很重视，并制定了热情接待的方案。

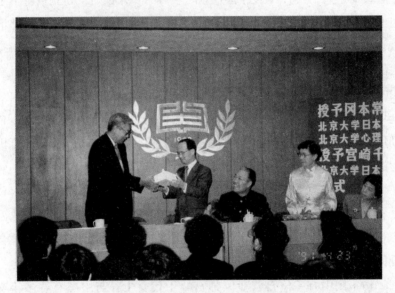

日本森田疗法学会代表团在北京大学

9日那天，先在北京大学图书馆贵宾室接待了日本森田疗法学会访华团一行。罗豪才副校长当即表示，北京大学赞赏冈本常男理事长推广森田疗法的善举，同意共同努力在北京大学校医院实施森田疗法；翻译出版冈本常男理事长的著作——《克制自我的生活态度》；责成北京大学日本研究中心研究"森田疗法与中国传统文化的关系"等。

随后在北京大学学术大厅举行了森田疗法演讲会。北京大学有条件研究和实施森田疗法，不过对这一新的医疗事物，需要冈本常男等各位专家的支持，为了今后更好合作，北京大学日本研究中心和心理咨询治疗中心两个机构，决定同时聘请冈本常男理事长为顾问。冈本财团决定邀请北京大学校医院的代表在双方合适的时候访日。

当日，冈本常男理事长赠书给北京大学，不言而喻，所送书籍都是有关森田疗法的著作。

访华团一行在北京期间，由中国心理卫生协会主办了"森田疗法讲习会"。主讲人是大原健士郎教授，他以"森田疗法的历史及其理论"为题，系统而详尽地介绍了森田疗法。生活发见会的会员们，分别讲述如何学习森田疗法，以及运用森田疗法治疗神经症的经验、体会等，中方参加讲习会的人非常踊跃，他们多是精神科医师、心理学专业医务人员。

4月10日，访华团离开北京回国。该团在中国逗留时间虽然很短暂，然而成效很大，可以说他们拉开了森田疗法在中国实施、推广、普及的序幕。

一年以后，即1991年4月，冈本常男理事长应北京大学日本研究中心的邀请，参加冈本常男所著的《克制自我的生活态度》中文版出版纪念会。仪式后，冈本常男以"学习森田疗法的体验"为题进行了主题演讲，大家聆听后深受感动。接着北京大学经济学院王建华副教授发表了"森田疗法与老庄哲学的渊源关系"的研究报告，与会者都表现出甚为浓厚的兴趣。

10.4 在中国推介森田疗法的举措

日本森田疗法学会访华团的成功访问，使冈本财团以及支持者更加增强了在中国推广的决心。加之中国也需要森田疗法，为此日方做了大量支持、推介森田疗法的工作。冈本常男及其财团的各位成员，

✑ 森田疗法

从 1990 年至 2000 年 11 年间，到访中国多达 27 次，由此见证他们对推介工作的认真负责态度。

10.4.1　资助赴日进修森田疗法的中国人

精神卫生冈本纪念财团为在近邻中国推介森田疗法，从 1990 年起，陆续邀请中国人前往日本考察、进修森田疗法。长期应邀者，一般是一年或半年，如：仇一夫、刘建成、康成俊、崔玉华、李合群、李振涛等人。除此之外，冈本常男还用个人的生活储蓄，邀请中国人短期赴日本参观、考察，以便加深对森田疗法的理解，进行业务交流。譬如中国心理卫生协会理事长陈学诗教授、温泉润秘书长、北京医科大学沈渔邨教授、北京回龙观医院的张向阳、王向群等。

到日本以后，不论长期或短期应邀赴日者，一般都被安排参观考察浜松医科大学、慈惠会医科大学、三圣病院、高良兴生院、生活发见会、精神卫生冈本纪念财团图书资料室等，这些机构都与森田疗法有着不解之缘。①

冈本常男理事长及财团的这些举措，使中国人加深了对森田疗法的了解。在这种活动中，中国人接触冈本常男理事长的机会逐渐增多，大家不约而同地高度评价他所从事的公益事业。通过中日交流，中国人还认识了很多深谙森田疗法的日本朋友。

从事森田疗法的日本专家、学者，也常到中国来。在这期间，时任中国卫生部部长陈敏章、前任部长钱信忠夫妇，都曾接见过冈本常男理事长所率领的访华团，当面致谢并肯定森田疗法是优秀的精神疗法，同时，高度赞赏冈本常男理事长在中国推介森田疗法所起的积极而重要的作用。

应邀赴日进修森田疗法的人们，都成了在中国实施、研究森田疗法的骨干力量。如李振涛教授，他是天津医科大学临床心理中心主

---

① 温泉润：《森田疗法在中国》，《精神通讯》（日本）第 15 号，冈本财团编，1997 年 11 月。

任，在行为医学、临床心理学的教学与研究领域有很深的造诣。他多次赴日本研究、体验森田疗法，1992 年曾主持举办中国首届森田疗法研讨会，在中国心理卫生杂志发表很多论文，详细介绍森田疗法，在日本的有关杂志发表研究森田疗法的报告与论文多达 18 篇。

还有康成俊大夫。他回国后，于 1993 年应北京大学医院聘请，担任该大学校医院森田病房主任。他是个敢于尝试的人，1992 年他在日本进修时，大原健士郎教授给予他热心指导和帮助。他一边学习森田疗法，一边将太极拳、中国电针试用于森田疗法研究与治疗中，也曾试用森田疗法治疗抑郁症等。康成俊大夫还把所见所闻撰写成论文，题为《从中国医生立场看浜松式森田疗法的特征》，曾在日本福冈市召开的第十次森田疗法学会上演讲。

其他赴日进修过的医生、学者，为实施推广森田疗法，也都在各自的工作岗位上发挥着不可替代的作用。譬如崔玉华，她不断地撰文、写书、译书。她的文章引起了临床医师们对森田疗法的兴趣，实施、研究森田疗法的中国人逐日增加，而且越来越被中国人所接受。

10.4.2 资助森田疗法中译书籍的出版

冈本常男理事长认为，书籍会给人以很多启迪，如果在中国实施、研究森田疗法，其相关书籍是不可或缺的。为此，自 1990 年开始，到 1996 年，仅仅短暂的 6 年，精神卫生冈本纪念财团就资助翻译出版了 11 部森田疗法的中文版书籍。毫无疑问，这些书籍对中国的临床医生、研究学者是非常重要的，尤其对没有机会接受森田疗法训练，但又想实施森田疗法的医师更是弥足珍贵，同时为正在罹患神经症的人们以读书治疗提供了方便。这些书籍是：

(1) 高良武久：《森田心理疗法的实践》，人民卫生出版社，1989 年 11 月。

日文：『森田精神療法の実際』，白揚社。

(2) 冈本常男：《克制自我的生活态度》，北京大学出版社，1991 年 3 月。

日文：『自分に克つ生き方』，ごま書房。

(3) 长谷川洋三：《儿童教育的探讨》，人民卫生出版社，1991
年8月。

日文：『しつけの再発見』，白揚社。

(4) 森田正马：《神经质的实质与疗法》，人民卫生出版社，
1992年5月。

日文：『神経質の本態と療法』，白揚社。

(5) 长谷川洋三：《行动改变性格》，人民卫生出版社，1992年
6月。

日文：『行動が性格を変える』，マネジメント社。

(6) 冈本常男：《顺应自然的生存哲学》，北京大学出版社，
1994年6月。

日文：『心の危機管理術』，現代書林。

(7) 西安医科大学中国社会医学编纂部：《中国社会医学》，
1994年8月。

日文：『森田療法学会雑誌』刊载文，森田疗法学会。

(8) 大原浩一，大原健士郎：《森田疗法与新森田疗法》，人民
卫生出版社，1992年6月。

日文：『森田療法とネオモリタセラピ－』，日本文化科学
社。

(9) 青木薰久：《焦虑不安与自我调节》，人民卫生出版社，
1995年4月。

日文：『心配症をなおす本』，kkベストセラーず。

(10) 森田正马：《神经衰弱和强迫观念根治法》，人民卫生出版
社，1996年12月。

日文：『神経衰弱と強迫観念の根治法』，白揚社。

(11) 田代信维：《森田疗法入门》，人民卫生出版社，2006年8
月。

日文：『森田療入門』，创元社。

10.4.3　在中国举办森田疗法学术活动

1992 年 9 月，在精神卫生冈本纪念财团的资助下，天津医科大学在天津水晶宫饭店举办了"第一次全国森田疗法学术会议"，共收到论文和研究报告 47 篇。

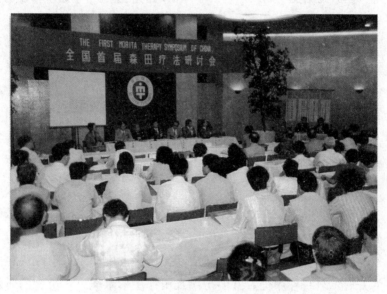

在中国举办的第一次森田疗法学术会议

参加者近 200 人，天津市政府钱其敖等政界人士及天津医科大学崔以泰教授等专家、学者参加了会议。来自日本的学者有大原健士郎教授、蓝泽镇雄教授、北西宪二副教授、宫里胜政副教授、玉井光讲师、伊丹仁朗医师。他们都分别在会上做了关于森田疗法的学术报告。大力推介森田疗法的冈本常男团长更是不辱使命，以"我与森田疗法"为题，做了一场精彩的特别讲演。

中国的医生、学者们也发表了不少论文，不过大都限于对森田疗法的论述、临床报告、案例分析、疗效观察及实施森田疗法的体会和感受等。

李荫华的"以森田理论为主导思想对 179 例心理障碍病人的临床治疗"及温泉润的"森田疗法治疗神经质症 100 例临床报告",属病例数最多的,其他则多为零散的个案分析。

双方与会者在会上会下进行了热烈讨论,不仅对森田疗法加深了理解,还广泛结交了朋友。这次学术活动的成功,与李振涛教授的积极努力是分不开的。

1995 年 4 月,"第 3 次国际日本森田疗法学会"在北京召开。这次学术会议可谓盛大,与会者来自世界 14 个国家,加上中国各地的专家学者,约有 300 名。提交论文多达 106 篇。在学术会上,有 60 多名中外学者发表了高见。实施森田疗法的医务工作者们,也有机会结合森田疗法的理论讲述了临床应用的具体情况、体会和经验。参会学者、医师还进行了热烈的讨论与深入的交流,参与者都认为颇受启迪。

仅从 1990 年至 1996 年,在中国各地举办的较大型森田疗法的讲演会、报告会就有 11 次。此外,冈本财团还积极支持中国电视、广播等媒体宣传森田疗法。上述活动无疑大大推动了森田疗法在中国的开展。分析在中国召开的历次森田疗法学术会议,论文的质量和水平逐年在提高,这说明森田疗法在中国已经得到了初步的发展。

冈本财团资助在中国召开的全国性森田疗法学术交流大会共 5 次。另外,冈本常男也曾支援北京大学第六医院和北京大学医院建立了森田疗法病房,收治神经症患者。在北京成立了森田疗法研究所,聘请全国 30 名精神医学、心理学专家作为特邀研究员,系统深入地对森田疗法进行理论及实践方面的研究。此外,还有香港特区的陈丽云院长的"心理治疗工作坊"、森田疗法志愿者协会等各种名目的机构,其目的就是实施森田疗法。

森田疗法现已列入中国高等医学院校《精神病学》和《心理治

疗》的教科书中，分别由人民卫生出版社和中国医药科技出版社出版。这说明森田疗法已正式进入中国医学教育领域内，成为中国人容易接受、有良好效果的一种心理疗法。另外，森田疗法还被写进《心理学大字典》，并由上海教育出版社出版。

10.5　森田疗法在中国的施行情况

纵观以上所述，可以知道，1990 年前，在中国虽然有少数人实施森田疗法，但影响力很小。真正较有规模地实施森田疗法，还是在日本森田疗法学会访华以后，冈本常男理事长及其他的财团和支持者看到、也感受到森田疗法在中国推介与实施的可能性，因此他们积极在中国做了大量铺垫、启蒙工作，使中国人对森田疗法日益有所了解，

让更多的人相信森田疗法治疗神经症等疾病有效。

10.5.1　森田疗法易被中国接纳的原因

森田疗法为什么能在中国开展起来，是值得思考、研究的问题。知晓这一问题有利于森田疗法在中国的深化、发展。笔者认为至少有如下原因：

众所周知，一项事业的成功，往往离不开时代背景与社会环境。到 20 世纪 90 年代初，实行改革开放已经有十多年历程，吸收国外先进文化的环境大大改善。加之改革开放使人们的生活节奏加快、工作压力加大，竞争激烈、预期多变，自然精神疾患增多。

还有，中国人有好奇、喜欢尝试、善于创造、灵活运用等民族特点。不言而喻，森田疗法西传中国，当然是件大好事，想拿来一试者不少。中国是重视传统的国度，在森田疗法的理论中，蕴涵着中国古代孔子、老子、庄子的哲学思想，使中国人感到亲切，对森田疗法少有抵触感。换言之，从各个角度分析，中国具备吸纳这一域外文化的社会环境。加上森田疗法简便易行，不需要精密的仪器，又不用花费太大，较为经济，医生与患者都容易接受、掌握。

加上精神卫生冈本纪念财团做经济后盾，做了很多有益的宣传与推广。

若将森田疗法在中国和日本的实际运用效果加以比较，我们会发现，森田疗法在中国更容易为病人接受。这是因为森田疗法有适合中国文化的特点，一经传入中国就被快速推广并得到迅猛发展。

过去，中国的精神医学界偏重于面向严重的精神病的治疗，而且属于描述性、生物取向性精神医学。森田疗法引进中国后，引起许多人的兴趣。随着中国社会的进步，精神医学的服务对象逐渐扩大，需要提高全民族的健康水平，这使精神科医生都很关注神经症与心理障碍的治疗。加之森田疗法所使用的治疗观念、用语，不仅治疗者易于把握，病人也能很快理解，不单纯依赖医生，可以把自己的生命力自然发动起来，容易产生疗效。此疗法的理论不唯对病人有效，对健康人的生活方式也颇有益处。由此看来，森田疗法在中国推广已具备一定基础与条件。

10.5.2　中国实施森田疗法的基本概况

从 1990 年日本森田疗法学会访华以来，至今已有 20 年。据不完全统计，在中国临床实施森田疗法的已有 50 多个单位。初期因为专门采用森田疗法的设施较少，所以多数是在专科精神医院或综合医院精神科临床实施森田疗法，多是利用一部分病床开展，采取住院病房与门诊并行治疗的形式，有的医院只有门诊。

1991 年以后，从事森田疗法的医生及工作人员，全国共计两百多人。依据 1996 年温泉润、黄才胜的调查得知："到 1995 年年初，住院患者总数为 500 余人。自从森田疗法介绍到中国以后，不到 10 年的短暂时期，就被许多精神科所采用和推广，并在学术杂志上撰文宣传。《中国心理卫生杂志》刊载最多，内容多是实施森田疗法的心得与效果等，可以说在中国出现了森田疗法的热潮。"

较早实施森田疗法的有北京回龙观医院、西安市精神卫生中心、

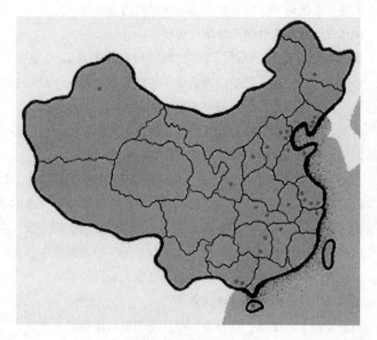

中国实施森田疗法的地方

山东省淄博市精神医院以及河北省、江苏省等地区。到 1996 年 6 月，全中国已有 30 多个省、市的 62 所医疗机构实施森田疗法。其中有24 处实施住院治疗，37 处则实施门诊治疗。实施机构主要是综合医院、精神医院、医科大学的附属医院、精神卫生研究所、心理健康咨询中心以及大学医院等。

据调查得知，各医院实施森田疗法的班子布局大体是：医师 1—2 人、护士约 1—15 人、心理士 0—2 人。

前述 24 个实施森田疗法的住院治疗机构，对接受一次治疗的患者进行效果调查，得知改善率（含较好改善）分别是 50%—100%、平均中度改善率 90%，门诊改善率也达到了 65%—90% 左右，各种疗法改善率的平均值也达 70%。这些数字足以证明森田疗法在中国获得很高改善率。不过从地图上看，东南沿海，也就是文化发达地区易于接受、实施森田疗法，中西部地区尚有待去开发。①

10.5.3 开展多种形式的治疗活动

森田博士生前曾经说过："神经质（症）并不是病。"实施森田疗法心理训练的方法，把治疗理论用于生活实践，在这一过程中改变自己的性格。换言之，引导被神经症困惑的人们，通过训练变为正常性格的人。这样使患者的症状逐渐减轻乃至消失，患者病愈以后，其生活态度也会彻底改变。

1990年，天津市率先成立了"生活与心理健康俱乐部"。随后，西安市组建类似日本生活发见会的机构。它们都是以森田疗法的理论为基础，开展集体学习。期间举办讲习、集座谈会、个别交谈、讲演会等多种形式的活动。在相互学习、相互帮助、相互启发中，克服神经症给患者带来的苦恼，逐渐恢复到与健康人一样的生活。

10.5.4 开办森田疗法培训班

人才是事业的关键。开办森田疗法培训班，培养专业人员，是在中国推广森田疗法的重要举措之一。现简介一期有影响的高级培训班。

招生广告：

中国首届森田疗法临床技能高级培训班：定于2007年6月6—12日，共培训7天。由中国心理卫生协会森田疗法应用专业委员会主办、山东省淄博市精神卫生中心具体承办，在该中心所在地淄博市第五人民医院实施。

培训班目的：在中国推介、发展森田疗法治疗技术，使广大心理咨询与心理治疗从业人员全面而准确地把握森田疗法的精髓。

主讲教师与形式：邀请国内外森田疗法领域著名专家崔玉华、李

---

① 温泉润：《森田疗法在中国的发展》，中国心理卫生网（http://www.xlwsh.com/list.asp? unid=320）。

振涛、路英智、施旺红教授讲课。他们将根据自己多年来国内外临床实践并结合中国传统文化的特点，通过理论讲授、小组演练、案例督导等方式进行系统的培训。实践基地为淄博市精神卫生中心森田疗法病区。此病区实施森田疗法，曾多次举办森田疗法学术会议。

培训内容：

(1) 中国及日本目前森田疗法的应用概况（崔玉华教授）

(2) 中国传统文化与森田疗法（李振涛教授）

(3) 森田理论的再考究及治疗原则（施旺红教授）

(4) 森田疗法的关键概念及与精神分析、认知疗法的比较（施旺红教授）

(5) 接诊与诊断的技巧（施旺红教授）

(6) 门诊森田疗法的实施要点（崔玉华教授）

(7) 住院森田疗法的实施要点（如何实施森田疗法的四个阶段）（路英智教授）

(8) 日记指导的技巧（路英智教授）

(9) 集体森田疗法的实施要点（施旺红教授）

(10) 森田疗法治疗强迫症等神经症的技术要点（崔玉华教授）

(11) 森田疗法的效果评定（李振涛教授）

(12) 森田疗法与养生健身（路英智教授）

(13) 学员在淄博五院能得到森田疗法基地实践及接受各种案例的督导（路英智教授）

培训对象：

心理咨询师；精神科医护人员；学校心理健康教育工作者；EAP咨询师；医学和心理学专业的研究生。

培训费用：

培训费1600元（含培训费、资料费、学分证书费、礼品、旅游参观费），食宿统一安排，费用自理。

报名联系方式：提前通过网上、电话联系。名额有限，依报名顺序录取。

据悉，培训班办得很成功，效果很好，多数参加者回本单位后，都积极参与或实施森田疗法。

北京首都医科大学在冈本常男理事长的支持下，成立了森田疗法培训部，举办多次培训班，接收来自全国各地的学员，并对他们进行认真辅导。

10.5.5　中国开展森田疗法的特点

历史证明，需要是接受域外文化的重要条件；在接收之后，结合本国情况实施，这便赋予该文化新的内容和特点。森田疗法也不例外，森田疗法在中国开展以后，已呈现出一些中国式特点。

治疗适应症不断扩大。原北京大学第六医院院长、精神卫生研究所所长、中国心理卫生协会森田疗法应用专业委员会主任委员崔玉华教授对森田疗法在中国施行的情况及特点做过深入调查研究，加之她多年临床使用森田疗法，并取得很好效果，所以被中国人誉为森田疗法大家。正如她在《日本森田疗法在中国施行的经验与探讨》一文所述："森田疗法的中国治疗者们，一边深入学习森田疗法理论，一边实践，在实践中不断地探索适应症的扩大。除各种神经症、强迫神经症、对人恐怖、不安神经症外，还普遍适用于抑郁症、恢复期的精神分裂症、人格障碍及心因性疾病、酒药依赖症等。北京大学医学部精神研究所的森田疗法病房，将该疗法用于青春期家庭暴力的患者，业已获得较好的疗效。"

中国当前的心理治疗特点是较普遍地采用整合性的治疗，随此风气，多数医院的精神科在施行森田疗法的过程中，经常同时并用其他心理治疗的方法，如认知疗法、行为疗法、精神分析疗法等。多数精神科医生在其不同治疗阶段中，还采用少量相应的药物。

森田疗法的治疗效果，据粗略统计，病情有所改善的达 86% 以上。在治疗的患者中以恐怖症最多，其次依次为焦虑症、强迫症、抑郁性神经症、疑病症、胃肠神经症及其他；而其中有效率最好的是疑病症和抑郁性神经症，其次是焦虑症，再次为强迫症、恐怖症等。

对于森田疗法的研究，中国的学者在临床应用的同时，进行了心理学方面的研究，在临床疗效的观察、评定上采用了多种心理测查，诸如对卧床期前后、治疗前后、出院后半年及一年甚至二年以上的治疗者，均采用了心理测查。采用较多的为"症状自评量表"（SCL＝90）、"明尼苏达多项个性调查量表"（MMPI）、"抑郁自评量表"（SDS）、"焦虑自评量表"（SAS）；还有采用"康奈尔医学指数"（CMI）、"内田—克雷佩林作业量表"（UK）等来测量疗效。这些心理测验的运用结果，进一步证实了森田疗法的有效性。

中国对森田疗法在生物学方面的研究至今尚少。北京大学医学部精神研究所曾对住院式森田疗法患者绝对卧床期前后去甲肾上腺素（NE）的主要代谢产物 MHPG-S04 排出量有无增加做过测定与研究。得出的结果是，在正常范围内，与卧床前无显著性差异。这一结果与应激状态下的变化相一致，生理变化支持了绝对卧床期可引起心理的变化。

目前有半数以上的医疗单位与自助组织经常联系，其中多利用通信、电话联系或举办定期、不定期的活动，作为出院后的继续治疗和门诊的互助。自助组织虽名称各异，但基本原则是集体心理治疗，参加的对象为出院及门诊的患者，也有正在住院的，每次约有 10—30 人，医生参加指导。活动内容多种多样，相互结合。如自助式理论学习，集体交流和针对个性特点的单独交谈。总之，重在个人的体验，互相启发，互相帮助，通过剖析自己的性格特点，发掘病源，学会自我治疗的方法，自我缓解症状；还有各种集体活动，如郊游、游园、欣赏文艺演出等。

年轻人的思考与价值观有不少变化，生活方式与要求也不尽相同，但森田疗法的理论可让人们重新认识人的本性，自觉地找到自己该走的路，更能体现森田疗法的现实意义。针对在现代社会里只强调工作、劳动会使青年们不易接受，因此在治疗中适当地加入娱乐活动，以活跃生活气氛也非常必要。日本已经这样实践着，中国的施治者们也在探索，以便使森田疗法在异国取得良好效果。

目前在中国施行森田疗法，治疗操作与方法上已见变化，譬如卧床期的长短，重作业期的内容变通等。许多医疗单位根据自己的具体情况而有所更改，如在郊外的医院利用较多的农田增加重体力劳动，而市内的大学附属医院则使用校内的运动场增加体育活动，条件好的甚至增加多种的娱乐疗法，如音乐、绘画、书法等。在这种情形下，如何保持医护人员的言教与身教变得很重要。这种治疗环境的变更和技巧的改变，与森田疗法原创时的家庭式治疗环境，已大有变化。不足的是，有些医疗单位，出于医疗的条件局限，不能设立森田疗法的专用病房，因此接受森田疗法的神经症病人，常常与住院精神病人在同一个封闭式的病房里，医疗环境有待改善。

10.5.6　中国媒体向世界推介森田疗法

森田疗法是一种优秀的心理障碍疗法，许多中国媒体都曾多次向公众报道过，着重介绍了该疗法的使用及其特点。其中不能不提的是：2003 年 1 月 8 日，中央电视台 4 频道，即中国面向全球播放的国际频道，在"让世界了解你"的专栏节目里，以森田疗法为主题，作了一个专辑，反复播放多次，起到了向世界推介森田疗法的作用。该专栏节目一直颇受观众欢迎。当时的嘉宾有两位，一位是多年致力于推介森田疗法的日本冈本纪念财团冈本常男理事长，另一位则是认真研究并实践着森田疗法的康成俊医师。节目的主持人是以博学快嘴著称的诸葛虹云女士。节目中的记者则由科坛巨擘、文坛翘楚的顾毓秀爱孙顾宜凡先生担任，他是诸葛虹云的夫君。该节目分别在北京和东京拍摄。由于当今人们急需精神卫生方面的知识与信息，所以节目播出后反响非常好，康医师的咨询电话忙得不亦乐乎，来就诊的患者门庭若市。

综上所述，中国大陆目前所施行的森田疗法，也多是新森田疗法，而且还针对不同阶段和对象采用多种心理治疗的整合法。这种整合性心理治疗，在形式上与文革前曾使用的"神经衰弱快速治疗法"相似，然而理论却采用的是森田疗法。尤其是"顺其自然、为所当为、重在行动、着眼目的"等基础理论，都沿用森田疗法，用其指导治疗的全过程，即在整个治疗过程中体现了森田疗法的特点，因此可以说在实质上不同于当年的快速疗法。

　　总而言之，森田疗法西传中国以后，从 20 世纪 90 年代起，经过普及、实施，甚至出现过"森田疗法热"，现今已进入踏实地实施、探索阶段，这也许是中国式森田疗法的发展，当然尚需日后的观察。为使森田疗法在中国生根、发展，还需要更多的临床实践和细致的科学研究。

再版后记

    笔者翻阅大量有关森田疗法的书籍、资料，也请教不少精通与实践过森田疗法的医生及亲身体验者，前后花费两年多时间，撰写了这部《森田疗法：医治心理障碍的良方》，目的是为读者排解心理障碍提供方法，让更多的人拥有健康的心理状态。

    众所周知，身心健康是获得快乐生活的重要条件。如若罹患心理疾病，则是健康生活的绊脚石。拙著《森田疗法：医治心理障碍的良方》可以让大家认识到这一点。撰写本书，也为感谢在中国乃至世界执着推广森田疗法的冈本常男会长及其挚友们。

    日本精神卫生冈本纪念财团的创始人冈本常男会长，是位和善、敬业、成功的企业家。他仅仅阅读森田疗法的书籍、聆听其相关的录音磁带，就奇迹般地治愈了严重危害自己健康的胃肠神经症。他本身就是一个用森田疗法治愈的典型病例。正因为他受惠于森田疗法，便萌生了终生感谢森田疗法的救命之恩，从而决定辞去工作，成立精神卫生财团，全力以赴将森田疗法推介到国内外。

    冈本常男会长推介森田疗法近二十年，业绩斐然，可惜他于2012年12月4日病故，享年89岁。此后，笔者有幸结识了其事业的接班人冈本信夫理事长，即冈本常男会长的儿子，他非常优秀，已经成为财团的得力掌门人。笔者也曾拜访过赤井正则事务局长、学者型顾问山中和己先生以及事务局全体成员，还有推广使用森田疗法的三圣医院宇佐晋一院长、日本生活发见会、日本东京慈惠会医科大学附属第三病院的朋友们，以及曾经执笔过多部森田疗法著述、资深记者岸见勇美，他们都对笔者撰写这部书予以无私帮助。

全书执笔撰写均由笔者完成，但当时考虑到康成俊大夫曾经学习过森田疗法，并得到冈本财团赞助实施森田疗法——正因如此，被北京大学特聘为医师，为全校师生诊治、咨询心理疾患，而且在笔者撰写该书过程中，康大夫热心提供相关资料，并且是该书初稿的第一读者，曾提出不少宝贵意见——鉴此，在此书 2010 年第一版时，笔者便将康大夫也写入了著作者。此次中国社会科学出版社考虑到该书受读者欢迎，提出可以再版，但康大夫已经离职北京大学，而且多方寻觅也联系不上，无法请其签字，所以修订再版该书改成笔者贾蕙萱一个人为著作者，不过笔者还是非常感谢他的大力支持和帮助的。

除此之外，笔者甚为感谢在拙著出版过程中中国社会科学出版社以及编辑陈彪先生所给予的大力支持。笔者还受到北京大学第六医院前院长崔玉华教授的指导、爱地颐养中心谷全文主任、梁玉琦副主任的特别关照以及众多朋友诚挚的帮助，如孙前进、杨诚光、黄国防等，在此一并表示由衷的谢意！

由于笔者心理医学知识有限，定会有疏漏、错误之处，敬请读者不吝赐教，并予以斧正。

贾蕙萱

2018 年初夏于北京